「いつものパン」があなたを殺す

デイビッド・パールマター
クリスティン・ロバーグ［著］
白澤卓二［訳］

三笠書房

もう四半世紀も前にリタイアしたにもかかわらず、
九六歳になるいまも、患者に会うために
毎朝、身支度をしている父に

「いつものパン」があなたを殺す　◎もくじ

第1部 脳は「炭水化物」でダメージを受けている

第1章 頭の中で何が起きているのか

第2章 食べ物をトロリとさせ、ふわふわにするタンパク質の恐怖

第3章 「炭水化物中毒」や「脂肪恐怖症」に陥っていないか

第4章 脳を〝糖〟でベトベトにするな

第5章 心の病も頭痛も「食事」を変えれば治っていく

第2部 脳の健康と機能を理想的に保つ食事・運動・睡眠

第6章 最良の「脳のための食習慣とサプリメント」

第7章 最良の「脳のための運動」

第8章 最良の「脳のための熟睡」

第3部 実践アドバイス「何を食べればいいか」

第9章 炭水化物と糖質から抜け出す「4週間プログラム」

たとえば、これが「脳にいい食べ物、悪い食べ物」

×

パン（精白したもの、全粒のものもすべて）／パスタ／シリアル／ピザ／甘いフルーツ／ドーナツ／焼き菓子類／ケーキ／ポテトチップス／ジャム／炭酸・清涼飲料水／キャノーラ油、サラダ油、ベニバナ油などの油／ビール／アイスクリーム／マーガリン／マヨネーズ／ケチャップ／砂糖／ソーセージ／発酵させていない大豆食品／コーン／サツマイモ

……etc.

○

魚介類（天然魚、貝・甲殻類など）／卵／肉（牛肉、豚肉、鶏肉など）／甘さ控えめのフルーツ（柑橘類、ベリーなど）／ナッツ／オリーブオイル、ココナッツオイル／野菜（アボカド、トマト、キュウリ、カボチャ、ナス、ピーマン、ズッキーニ、ブロッコリー、モヤシ、キノコ類、葉物野菜など）／発酵させた大豆食品／純粋なバター／ハーブ類・香辛料／米（１日１回）／カカオ70パーセント以上のチョコレート／赤ワイン（１日１杯）

……etc.

〈プロローグ〉

問題は「いつも食べているパン」から始まる

病気が現われてから治療を施すというのは、のどの渇きを覚えてから井戸を掘ったり、戦いが始まってから武器を鍛錬したりするようなものだ。

――『黄帝内経《こうていだいけい》』(中国最古の医学書) 紀元前二世紀

おじいさんやおばあさん、あるいは、ひいおじいさんやひいおばあさんに、「人は成長し、何が原因で死ぬのか」と尋ねれば、「年をとるからだよ」という答えが返ってくるだろう。あるいは、たちの悪い病原菌に感染し、伝染病が原因で若いうちに死んでしまった人の話を聞かされるかもしれない。けれど、糖尿病やがん、心臓疾患や認知症などについて聞くことはないだろう。

二〇世紀中ごろ以来、死亡診断書上では、人の直接の死因を「高齢」という言葉で片づけるのではなく、一つの疾患として考えるようになった。現在では死因として、時間をかけて積み重なった合併症や病状が、慢性化する疾患が多い。

荒れ放題の古い家のように、建材は風雨にさらされて腐食し、配管や電気系統は劣化が進み、壁は目に見えないほどの裂け目がもとになってひび割れ出す。修繕で何とかしようとどんどん時間を費やすのだが、結局は、どこもかしこも全面的につくり直すか、そっくり取り替える必要がある。

人間の体も同じように間違いなく古びてくる。衰弱の原因となる病気にかかり、それがゆっくりと進行し、やがて体はダメになってしまう。

これがとくに当てはまるのは脳疾患に関してだ。中でもとりわけ恐れられているアルツハイマー病がそうだ。

人が年を重ねる上で、健康上の懸念が一つあるとすれば、このアルツハイマー病などの認知症の餌食《えじき》になってしまうことである。その苦悩がどのくらい深刻なものなのかは研究によって判明している。二〇一一年に、ハリス・インタラクティブ社がメットライフ財団のために行なった調査によると、三一パーセントの人が死やがんよりも認知症を恐れていた(1)。また、この恐れは年配者にばかり影響しているわけではない。

アルツハイマー病を含め、脳を衰弱させる一連の病気についての誤った通説は、数かぎりなく存在する。

たとえば、「遺伝子に原因がある」「年をとれば誰だってなる」「八十代以上になれば当然のことだ」など。

だが、ちょっと待ってほしい。

私はこれから、あなたの脳の運命は、遺伝子によって決まっているのではないことをお話しするつもりだ。避けられないものではないのだ。

むしろ、原因はあなたが食べているものにある。

そうなのだ。脳機能障害はいつも食べているパンから始まる。私はそれを証明するつもりだ。バカげたことのように聞こえるかもしれない。現代のみんなが食べている穀物が着々とあなたの脳を破壊しているだなんて――。

「現代の」と言ったが、これはダイエットに励む人たちがとっくに「悪者」呼ばわりしている精白した小麦粉やパスタ、お米だけを指しているのではない。

私が言っているのは、大多数の人たちが「健康にいいもの」として受け入れているあらゆる穀物、つまり、全粒小麦、全粒穀物、二種以上の穀物を混ぜたもの、七穀を混ぜたもの、生の穀物、石臼《うす》で挽《ひ》いたものなどのことだ。

要するに私は、食生活においてみんながこよなく愛する穀物を、人間にとって何よりかけがえのない器官である脳を痛めつける「テロ集団」だと呼ぶ。フルーツやほかの炭水化物がどのように健康上のリスクになり、大きな影響をもたらすのかを示すつもりだ。その結果によって、脳が物理的に破壊されるだけではなく、体の内部から老化のプロセスが加速されたりもするだろう。これはＳＦではない。すでに立証された事実だ。

根拠が確かで現代科学的、生理学的観点に基づいた情報を提示することが私の目的だ。本書は専門家でない人が正しいと考えている定説の枠を越え、さらに、既得権益を得ている企業や団体の利益からも距離を置く。

脳疾患の根本的原因を理解する上でのこれまでにない方法を提示し、希望のメッセージもお伝えする。脳疾患に対しては、生活の中であなたが取捨選択するものによって大いに先手を打てるのだ。つまり、本書は単なるダイエット本の類《たぐい》ではなく、予防衛生全般に対する一般的なハウツーガイドでもない。考え方を根本から変える書である。

▽脳は「食べるもの」に敏感である

私たちは日々、病気は生活習慣を変えれば避けられる、といった情報をさまざま耳にしている。ところが多くの人は、スリムな体を維持する方法について、いいと思い込まされているもろもろの情報を得ているにもかかわらず、実は年々太り続けていることには気づかない。

実際に、二型糖尿病の割合が急上昇していることはたいがいの人が知っているだろう。あるいは、心臓疾患が死因のトップであって、がんがそれに続いていることもよく知られている。野菜を食べよう。歯を磨こう。ときに汗をかこう。たっぷり休もう。タバコはやめよう。たくさん笑おう……。かなり常識的で、ふだんから実行すべきだと誰もが知っている健康的な教えは確かにある。

しかしどうしたものか、脳の健康と精神機能を守ることに関しては、そうではない。人生の盛りに脳疾患にかかったり、年をとってからもうろくしたりするのは仕方のないことだと考えたり、はたまた、幸いにも遺伝子が優れているか、医学が大きく進歩するかによってそのような定めを回避できるだろうと楽観視する傾向にあるのだ。

確かに、多くの人たちは退職後も健康でいて精神的に充実し、クロスワードパズルを解き、読書を続け、美術館に出かけるだろう。それに、たとえば一日に二箱もタバコを吸うことと肺がんにかかること、あるいはフライドポテトをむさぼり食うことと肥満になることに相関関係があるように、脳機能障害と自分で選択した特定の生活習慣との間には、それほど明らかで直接的な相関関係があるというわけではない。

先に述べたように、多くの人たちは脳の病気について、不健康な生活習慣とは関係がないと思いがちだ。そういった認識を変えるべく、あなたの生き方と脳にまつわる問題が生じるリスクとの関係を示すつもりだ。

たとえば、よちよち歩きの幼児のころに襲いかかってくるものもあれば、間もなく天寿を全うするころに診断されるものもある。過去一〇〇年にわたって変わってきた私たちの食事、つまり、「高脂肪・低炭水化物」の食事から、今日《こんにち》の「低脂肪・高炭水化物」へと、穀物とそのほかの有害な炭水化物から構成される食事への変化が、脳に結びつく現代における悩みのもととなっている。

たとえば、慢性的な頭痛、不眠症、不安、うつ病、癲癇《てんかん》、運動障害、統合失調症、ADHD（注意欠如・多動性障害）、そして、物忘れなどがある。この物忘れはおそらく、深刻な認知低下や、治しようがない本格的な脳疾患の前ぶれと考えて差し支えない。これから、気づかないうちに穀物が脳にもたらしている深刻な影響について明かしていくつもりだ。

「脳は食べるものに敏感である」という考えは、近年、極めて信頼性の高い医学文献でも広まっている。

一般的に栄養豊富だと思われている食品を販売するために、それらの業界は、人びとをだまし続けている。私を含め医者や科学者までも、何を「健康にいい」と考えるかという疑問に直面せざるを得ない。炭水化物や加工された多価不飽和脂肪酸を含む植物油（キャノーラ油、コーン油、綿実油、ピーナッツ油、ベニバナ油、大豆油、ヒマワリ油など）のせいで、心血管疾患、肥満、認知症の比率が上昇しているというのは本当だろうか。高飽和脂肪かつ高コレステロールの食事は本当に心臓や脳に悪いのか。

体質は遺伝するというが、食べ物でＤＮＡを変えることはできるのか。現在では、全体から見れば少数の人たちの消化器系がグルテン（小麦や大麦、ライ麦に含まれるタンパク質）に過敏であることはわかっている。それでは、その他多くの人たちの脳はどうか。グルテンに対して過剰な反応をするということはあり得るのか。

こうした疑問に私が悩み始めたのは数年前だった。そのころ、悪事を暴《あば》くべくさまざまな研究が発表され始める一方で、私のところに来る患者の病状は悪化していた。衰えつつある脳の状態に対する答えを模索する人たち、そして愛する人の精神機能が失われていくことに直面し、苦しんでいる家族たちをケアする現役の神経科医として、私はこの真相を探らねばならない。

おそらくそれは、私がただ神経科医であるというだけではなく、米国栄養学会のフェローでもあるからなのだ。つまりどちらにも認定されている米国内唯一の医者だからだ。

私はまた、米国統合ホリスティック医療委員会の創設メンバーであり、フェローでもある。そのおかげで、食べるものと脳の機能の関係に関して独自のとらえ方ができる。こうしたとらえ方は、この新しい科学が確立される以前に教育を受けた医者も含め、十分に理解している人たちはあまりいない。

だが、いよいよ私のような者が顕微鏡から目を離して、臨床試験室へ続く扉から登場し、勇気をもって警告を発すべきときが来た。何と言っても、統計データは明白だからだ。

▼私たちは「体が受け入れる準備が整っていないもの」を食べている

糖尿病と脳疾患は、米国内においては多大な医療費を要する上、命に深くかかわる疾患である。しかし、これらは大いに予防可能で、両者には深い結びつきがある。糖尿病にかかるとアルツハイマー病をわずらうリスクが二倍になる。だが、本書ではっきりさせておきたいことを一つあげると、それは、脳に関係する病気の多くには共通する特徴があるということだ。

糖尿病と認知症は似ているようにはまったく見えないかもしれない。しかし、私たちがかかる可能性のある脳の機能障害のどれもが、おおよそ脳のせいだとは思っていない病気と、いかに近いものであるか、私はまさにそれを示すつもりだ。

加工食品と精白された炭水化物が、肥満やいわゆる食品アレルギーにつながっているということは十分に認められているものの、穀物などの食材と脳の健康、さらに広い視点で考えれば、DNAとの関係が説明されたことはない。

しかし、これはわかりきったことだ。遺伝子は、私たちが食べ物をどのように消化するのかを決めるだけではなく、口にした食べ物にどのように反応するのかというもっと重要なことも決定するのだ。

現代社会において脳の健康は悪化しており、それに関してとりわけ大きな影響をおよぼしていることの一つが、食事に小麦が取り入れられたことであるのはほぼ間違いない。

新石器時代に生きた祖先たちがこの穀物をほんのわずか食べたのは事実だが、一方で、現在、小麦と呼ばれているものは祖先がまれに食した野生のヒトツブコムギとは異なっている。

現代の交配や遺伝子組み換えの技術ゆえに、平均的なアメリカ人が一年に消費する小麦約六〇キログラムには、かつて狩猟採集民が偶然発見したであろう野生のヒトツブコムギとの、遺伝的、構造的、化学的な類似点はほとんど見られない。

そこに問題がある。つまり、私たちは遺伝的に受け入れ準備が整っていない成分を摂取し、自分たちの生理機能に反することをしている。

はっきり申し上げて、本書では、セリアック病（グルテンに関連する自己免疫疾患。ごく少数の人たちがかかる）に注目するつもりはない。さらに、もしも次の①②の理由で本書は自分には関係ないのでは？　と考えているとしても、どうか読み続けてほしい。

①自分は何かの異常や疾患だと診断されたわけではない。

②自分が知るかぎりではグルテン過敏症ではない。

断言しよう。本書はあらゆる人に関係するものだ。なぜなら、グルテンはまさしく「寡黙《かもく》な病原菌」であり、あなたが気づかないうちに大きなダメージを与えてしまうからである。

食べ物は、カロリー、脂肪、タンパク質、それに微量栄養素である以上に、言うなれば、私たちのDNAをよくも悪くも変えてしまう。食べ物は単にカロリー、タンパク質、脂肪の源として与えられるにとどまらず、実際に多くの遺伝子の発現を制御している。こういったことが発見されたのは、ごく最近のことである。

▼なぜ、「脳を健康に保つ方法」を考えないのか

医学上の問題が生じたときには、医者にかかって手早く治すために、最新のよく効く薬を処方してもらえばいいと思い込んでいる人が多い。この都合のいい筋書きは、薬を処方する際に〝病気を第一に考えた〟アプローチをとるよう医者を助長してしまう。

しかしこのアプローチには二つの点で非常に恐ろしい瑕疵《かし》がある。まず、注目しているのが「病気」であって、「健康」ではないことだ。次に、処置自体が危険な結果を伴う場合も少なくないことだ。

例をあげよう。米国医師会が発行する信頼のおける『アーカイブス　オブ　インターナル

メディシン』で発表された最近の報告から、閉経後の女性のうち、コレステロールを下げるためにスタチンという薬を処方されている人は、処方されていない人たちに比べて、糖尿病になるリスクが四八パーセントほど高いことが明らかになった。(2)この一例は、糖尿病をわずらうとアルツハイマー病にかかるリスクが二倍になるということを考えるとき、さらに重大性を増す。

最近は、生活習慣が健康に対しておよぼす影響について、一般の人たちの意識が高まっている。「脂肪が少なく心臓に負担のかからない」食事、あるいは「結腸がんを軽減させるためには食物繊維をたくさん食べるように」とのアドバイスはたびたび耳にする。

しかし、脳を健康に保ち、脳疾患にかからない方法についてはわずかな情報しか手に入らないのはなぜだろうか。脳が心という幻のような概念と結びついているせいで、脳は私たちのコントロールがおよばないところに遠ざけられているからだろうか。あるいは、製薬会社がお金をつぎ込んで、生活習慣が脳の健康に強く影響するという考えが広まることを阻止しているからか。

私は三五年以上の歳月をかけて脳疾患を研究してきた。公平を期して警告しよう。私は製薬業界について都合のいいことを言うつもりはない。薬に救われた人たちの話より裏切られた人たちの話のほうをはるかにたくさん知っている。これから先、そうした話をいくつかお目にかけていく。

本書は、脳を健康でエネルギーいっぱいにし、理知的に保ち、一方で、将来、脳を衰えさせる病気に見舞われるリスクを大幅に軽減するために、いまできる生活習慣改善について取り上げていく。

これから紹介する情報は、びっくりするようなことだが、決定的なものだ。

あなたは食生活をただちに変えたくなるだろう。そしてまったく新しい観点から自分を見つめることになる。そしてまさに、こう尋ねるだろう。「もう手遅れなのか?」と。

これまでパンやケーキを買って食べていた歳月のせいで、自らの脳の運命を定めてしまったのだろうか。

あわてではいけない。何よりも、本書はあなたを勇気づけ、将来の脳をコントロールできるようにすることを意図している。要は「今日から何をするか」なのだ。

いくつもの臨床研究、そして実験室での研究（私自身のものも含めて）の成果と同時に、私が過去三〇年間に現場で実際に目にしてきたことを紹介し、私たちの知っていること、この知識をどのように活かすのかについてお教えする。

また、認知機能の健康における常識を一変させ、人生にもっとイキイキした時間を加えるためのプランも提示する。このプログラムは、次のようなことに直接役に立つだろう。

・ＡＤＨＤ（注意欠如《ちゅういけつじょ》・多動性障害《たどうせいしょうがい》）
・不安と慢性的ストレス
・慢性的な頭痛と偏頭痛
・うつ病
・糖尿病
・集中力の問題
・関節炎などの炎症性の異常と疾患
・不眠症
・セリアック病（グルテン性腸症）、グルテン過敏症、過敏性腸症候群《かびんせいちょう》などの腸の問題
・記憶問題と軽度認知機能障害（多くがアルツハイマー病の前駆段階）
・気分障害
・体重過多と肥満
・トゥーレット症候群（チック）
……そのほか多々。

たとえこうした異常にいま悩んでいない場合でも、本書はあなたが健康や知力を保つための一助となる。

年配者も若者も、これから妊娠する予定、あるいは現在妊娠中の女性もだ。この「プロローグ」を書いている最中に、グルテン過敏症の女性が産んだ赤ん坊は、のちの人生において統合失調症などの精神疾患にかかるリスクが高いことを示すさらなる研究成果が明らかになった(3)。これは恐ろしく、また重大な発見であり、すべての妊娠中の女性は知っておくべきことだろう。

▼本書の3つの構成について

私は人びとが健康を取り戻す瞬間をいくつも目にしてきた。

たとえば、ある二三歳の男性はひどい震えがあったが、食事をちょっと変えるとその震えが消えた。

穀物をやめて脂肪とタンパク質を増やしたその日に発作が止んだ癲癇患者については、数えきれないほどの事例研究がある。

とある三十代の女性は、私のところに来る前には、偏頭痛、うつ病、そしてつらい不妊症を経験し、それだけではなくさらに、筋失調症と呼ばれるまれに起こる異常を抱えていた。これは、筋肉がゆがみ、姿勢異常となり、体がほとんど動かなくなるという病気だ。彼女にも食事の簡単な変更を試みた結果、体や脳が回復してすっかり健康になり、問題なく自然な妊娠にいたった。

こうした例は特定の患者だけのことではない。自分の体の異常に対する治療方法が見つかることを期待しつつ、受けられるかぎりの神経科の検査や精密検査はどれも受けてきたという患者たちもいた。そうした患者の大多数が、薬や手術、カウンセリングをも伴わない簡単な処方箋で回復し、健康を取り戻す方法を見つけている。本書ではそうした処方箋をすべてお見せしよう。

書籍の構成について少し述べておこう。

全体を三部に分け、その前に生活習慣が脳の機能や長期にわたる健康にどのように影響を与えるのかについて、あなたへの〈自己チェック表〉を用意する。

第1部では、脳にとっての「味方」と「敵」を明らかにする。

その「敵」のせいであなたは機能不全に陥ったり病気に見舞われたりしているのだ。米国でもすっかりおなじみの「食物ピラミッド」の常識をくつがえし、脳が小麦やフルクトース（果実由来の天然甘味料）、特定の脂肪のようなごく一般的な食材に出会うとどうなるのかを説明し、理想的なのは極端な低炭水化物と高脂肪の食事であることを説明する。

そのさわりをちょっと示すと、一日の炭水化物はせいぜい六〇グラム以下、つまり一回に食べる果物に含まれる量程度とする。これは一見、不合理なように思えるかもしれないが、日常的にパンにマーガリンを塗り、たっぷりフルーツを食べるという方法をそろそろ変えるよう私は勧めたい。

さっそく食料品店で売り場を見直してほしいのだ。

もうすでに高コレステロールだと診断され、スタチンを処方されている人はショックを受けるだろう。あなたの体の中で実際に何が起こっているのかを説明し、どのようにすれば簡単に気持ちよく薬に頼らずにその状態を変えていけるのかをお教えする。

また、炎症という命にかかわる可能性のある生化学反応は（頭の上から足の先まで悪化させる病気のみならず）脳疾患の核心にもあり、それをコントロールするためには食事を変えなくてはならない。

どのように食べ物を選べば実際にあなたの遺伝子の発現を変え、炎症をコントロールできるのかを説明する。また、抗酸化物質を直接摂ることには意味がなく、むしろ、体そのものにある強力な抗酸化反応経路や解毒反応経路のスイッチを入れるようなものを食べる必要があることにも言及しよう。

第１部の締めくくりには、頭の健康問題だけでなく、ＡＤＨＤやうつ病など、とりわけ悪質な精神障害および行動障害をいくつか取り上げてさらに深く考察する。実際、薬に頼らずとも驚くほど多くの症例が治療できるのだ。

第2部では、健康的な脳を支える三つの主要な分野をお見せする。食物と栄養補助食品、運動、睡眠だ。

このパートで学べる教訓は、第3部で紹介する、一カ月にわたるプログラムを実行するときに役に立つだろう。

含まれているのはメニュー計画と週間目標だ。継続的に更新するためには、私のウェブサイトhttp://www.DrPerlmutter.com も参照されたい。ここでは最新の研究の情報を得たり、私のブログを読んだり、本書の情報をあなたの好みにアレンジするのに役立つデータをダウンロードしたりできる。

たとえば、「今日一日を一目で」や「今月を一目で」というカレンダーがあるが、これは食事をどのようにつくり、一日の計画を立てるのかについてのアイデアを示し、レシピもつけてある。本書中のリストの一部（たとえば、106ページの「グルテンを含む食べ物、含まない食べ物一覧」）は、オンラインでも入手できるので、冷蔵庫などキッチンのどこかに張っておいてもいいだろう。

一九八〇年代中ごろ「これが麻薬に侵されたあなたの脳」という忘れられないスローガンとともに、フライパンの上で焼かれている卵を映し出した麻薬撲滅のキャンペーンがあった。麻薬が脳にもたらす結果は、熱いフライパンに卵を載せたときと同じで、ジュージューと音を立てて焼けていくのだ。

これは穀物に侵された脳についての私の考え方と同じである。

それをこれから立証していく。そしてこの事実をすべて受け止め、病気とは無縁のイキイキとした将来を迎えるかどうかはあなたしだいだ。

私のメッセージを心に留めなければ失うものは多く、留めておけば得るものがたくさんある。

〈自己チェック表〉

脳にとって一番のリスクは何か――間違いだらけの食事

脳疾患はいつ急に襲ってくるかわからないと考えられがちだ。

心臓疾患は特定の遺伝的因子や生活習慣関連因子が組み合わさったものに起因して、時間をかけて進行するが、脳の病気はそうではなく、偶然降りかかってくる異常のように思える。

脳の病気は回避できる人もいるし、苦しめられる人もいる。ところが実は、その考えは間違っている。脳機能障害は実際のところ、心臓の機能障害と変わらない。私たちの行動や習慣を通して時間をかけて発症するものだ。

つまりは、神経系の疾患や認知低下さえも、心臓疾患を防ぐのと同じような方法で、正しく食べ、運動をすることで意識的に予防できるということである。

現在では、うつ病から認知症まで脳に関係する病気の多くが栄養面や生活習慣面での選択に密接に関連していることが科学的に説明できる。一〇〇人いれば、頭痛の一、二回はもちろんのこと、一生、心の病気に見舞われずに生きていける人はわずか一人だろう。

まずは簡単な〈自己チェック表〉から見てみよう。

このチェックは、いま、あなたの脳をじわじわと脅かしている可能性があるのはどの習慣なのかを明らかにするものだ。

チェックの目的は、現在の問題ならびに、あなたが将来、深刻な精神衰弱に見舞われるリスク因子を判定することだ。ここで現在の問題とは、偏頭痛、発作、気分障害や運動障害、性的機能不全、ＡＤＨＤという形で現われ得るものだ。

できるだけ正直に答えていただきたい。その際、質問項目と脳疾患との結びつきを考えないこと。ただ誠実に答えるのみだ。

第1章以降で、どうしてこれらの質問項目を用いたのか、そしてあなたはどこでリスク因子を防げるのかが理解できるようになるだろう。もしも「はい」と「いいえ」の間だと思ったり、「ときどき」だと思ったりするなら、「はい」を選択すること。

①パンを食べる（どんなものでもよい）。……はい／いいえ
②フルーツジュースを飲む（どんなものでもよい）。……はい／いいえ
③一日に一回以上フルーツを食べる。……はい／いいえ
④砂糖よりもアガベ（砂漠に育つ植物から抽出された甘味料）を選ぶ。……はい／いいえ
⑤日常生活で歩いても息が切れる。……はい／いいえ

⑥コレステロール値は一五〇（㎎／dℓ）より低い。……はい／いいえ
⑦糖尿病だ。……はい／いいえ
⑧体重過多だ。……はい／いいえ
⑨米、もしくはパスタを食べる（どんなものでもよい）。……はい／いいえ
⑩牛乳を飲む。……はい／いいえ
⑪定期的な運動はしない。……はい／いいえ
⑫家族に神経系の病気の人がいる。……はい／いいえ
⑬ビタミンDの栄養補助食品は摂らない。……はい／いいえ
⑭低脂肪の食事をしている。……はい／いいえ
⑮スタチン（コレステロール低下薬）を服用している。……はい／いいえ
⑯高コレステロールの食品は控えている。……はい／いいえ
⑰炭酸飲料を飲む（ダイエットのもの、もしくは普通のもの）。……はい／いいえ
⑱ワインは飲まない。……はい／いいえ
⑲ビールを飲む。……はい／いいえ
⑳シリアルを食べる（どんなものでもよい）。……はい／いいえ

このチェックでの満点は「はい」がまったくない場合だ。「はい」と答えた質問が一つあれば、「はい」がなかった場合に比べて、あなたの脳（そして神経系全体）は疾患や異常になるリスクがかなり高い。「はい」の数が多くなれば多くなるほど、リスクは高まる。一〇個以上「はい」があれば、自分を深刻な危険にさらしているということだ。

「私のリスクは何でしょうか」。これは私が患者たちから日々聞かれる質問だ。

現在では、医学的に個人の特徴をまとめ、特定の疾患を発症するリスクを判断でき、そしてそれらの疾患が進行する過程を追跡する手段がある。ここでの特定の疾患とは、アルツハイマー病から肥満（肥満は現在では脳疾患のリスク因子として十分に立証されている）にいたるまでだ。

次に述べる臨床検査は、現在、一般的にほとんどの保険制度で取りあつかわれる。のちの章でこれらの検査について、あなたの結果（「はい」と答えた数）を改善するための方法と併せてくわしく検証する。

次回、医者の診察を受けるとき、次の臨床検査を行なうよう求めてほしい。

・空腹時血糖

前糖尿病および糖尿病の診断手段として一般的に用いられる。検査前、最低八時間は食事を摂らずに血液中の糖（グルコース）の量を測定する。七〇～一〇〇㎎／dℓの値が正常と見なされる。これより多い場合には、インスリン抵抗性か糖尿病の徴候、および脳疾患のリスクが高いことを示している。

・ヘモグロビンA1c

血糖検査と異なり、この検査は九〇日間の「平均的な」血糖を見て、全般的な血糖コントロールの、より優れた目安を示してくれる。血糖（ときに「糖化ヘモグロビン」と呼ばれる）によって脳のタンパク質に与えられたダメージがわかるため、脳の萎縮《いしゅく》の予測因子としては極めて有用だ。

・フルクトサミン

ヘモグロビンA1cの検査と同様に、フルクトサミンの検査は平均的な血糖値を測定するのに用いられる。ただし、期間は短く、過去二～三週間にわたるくらいだ。

・空腹時インスリン

人が肥満になるにつれて血糖値が上昇し始めるはるか前に、まず空腹時インスリン値が上昇する。これはすい臓が食事によって摂取した過剰な炭水化物を処理するべく、長時間働いていることを示唆《しさ》する。糖尿病型血糖曲線に先行するため、とてもわかりやすい早期警告システムであり、脳疾患の予防に役立つ。

・ホモシステイン

このアミノ酸は体内で生成するもので、その値が高いと、アテローム性動脈硬化症（動脈が狭窄《きょうさく》、および硬化する病気）、心臓疾患、脳卒中、認知症などの多くの異常を伴う。この値は、特定のビタミンBを摂取すると簡単に下がる。

・ビタミンD

これは現在では、重要な脳のホルモンだと考えられている。

・C反応性タンパク（CRP）

これは炎症マーカー（炎症の有無などを調べる検査）だ。

・サイレックス　アレイ3

これはグルテン過敏症のもっとも包括的な検査として有用だ（訳注：サイレックスのアレイ3と、次に紹介するアレイ4は、日本では普及していないので、アンブロシア社のフードアレルギー検査「IgG96スタンダード・フード・パネル」および「セリアック抗体パネル」を利用するとよい。http://www.ambrosia-kk.com 本サイトで検査キットを紹介している）。

・サイレックス　アレイ4（任意）

これは二四種類の「交差反応を起こしうる」食べ物に対する過敏症を測定する。グルテン過敏症の人はこれらに反応する。

これらの検査やその意味については、本書内で言及していくつもりだ。

第1部

脳は「炭水化物」でダメージを受けている

Grain Brain

The Surprising Truth about Wheat, Carbs, and Sugar
—Your Brain's Silent Killers

塩味の効いたパスタ一皿、あるいは甘いフレンチトースト一皿が脳にダメージを与えているなんて考えられない——という人は心の準備をしてほしい。

加工処理された糖質や炭水化物は（とくに食べすぎた場合には）体にとってよいものではないというのは、知っている人も多いだろう。でも、全粒穀物や天然糖のように、いわゆる「健康にいい」とされてきた炭水化物はどうなのだろうか。

この第1部では、脳が炭水化物によるダメージを受けた場合、何が起こるのかを探っていく。炭水化物の多くには、神経系を刺激しうるグルテンのような、炎症性の成分がぎっしり詰まっている。そのダメージは頭痛や言い表わしがたい不安といった日常的な不快に始まり、うつ病や認知症といった疾患にまで進展しうる。

そして、いま、肥満やアルツハイマー病が蔓延《まんえん》しているのは、おそらく、多くの人々が炭水化物をこよなく愛し、一方で脂肪やコレステロールを避けようとしているせいであることも理解できるようになる。

この第1部が終わるまでに炭水化物に関しての新しい事実を知るだろう。それが、新しい脳細胞の成長にはずみをつけ、遺伝子による運命を変えることができるようになり、自分の心の機能を守ることにもつながるのだ。

第1章

頭の中で何が起きているのか

体のおもな機能は「脳を運ぶこと」だ。
——トーマス・A・エジソン

頭の中に「炎症」が起きている

想像してみてほしい。

あなたが時間をさかのぼって旧石器時代に送り込まれたとしよう。大昔の人類が洞窟で生活し、草原を歩き回っている何百万年も前の時代だ。とりあえず、言葉は障壁にならず、彼らと容易にコミュニケーションが取れるものとする。

あなたは、当時の人類に、将来はどうなっているのかを語る機会を得る。暖かいたき火を前にして地面に足を組んで座り、まずは、飛行機、列車、自動車、都会の超高層ビル、コンピュータ、テレビ、スマートフォン、さらにはインターネットが整備された驚くべき情報ハイテク世界について語り始める。人間はすでに月に到達し、帰還もしている。

あるところで話題は変わり、そのほかの生活習慣に関する話や、二一世紀の暮らしは実際にどういった感じなのかという話に移る。

体の悪いところに処置を施し、疾患や病原体と闘うために、驚くほど多くの薬を取りそろえた現代医療についてあなたは熱く語る。先進国では、生存する上での深刻な脅威は極めて少ない。飛びかかろうと身をかがめているトラ、飢餓、流行病に気をもまなくてはならない人たちは、決して多くはないのだ。

それから、食料品店やスーパーマーケットで買い物をするというのはいったいどういうことか、旧石器時代の彼らにはまったくなじみのない概念を説明する。食べ物は豊富なので、チーズバーガー、フライドポテト、炭酸飲料、ピザ、ベーグル、パン、シナモンロール、パンケーキ、ワッフル、スコーン、パスタ、ケーキ、ポテトチップス、クラッカー、シリアル、アイスクリーム、キャンディのことを説明する。それに、フルーツは一年中味わえ、ボタンを押したり、ほんの少し出かけたりするだけでほぼどんな食べ物でも手に入り、水やジュースは持ち運べるようにボトル入りで売られている。

商品名は聞いている彼らにはわからないのであげるまいとしても、あげざるを得ない。スターバックス、ドミノ・ピザ、サブウェイ、マクドナルド、ゲータレード、ハーゲンダッツ、チェリオ、ヨープレイト、コカ・コーラ、ハーシーズ、バドワイザーなどは生活に深く浸透しているのだから。

旧石器時代の人たちはあなたの話を聞いて未来に対する畏怖の念を抱くも、その未来を想像するのは難しい。いくらくわしく話しても、そのほとんどは彼らには到底理解できない。ファストフードのレストランやパン売り場など思い描くのも不可能だ。「ジャンクフード」という言葉を彼らが理解するのは無理だろう。

人間が一〇〇〇〇年もかけて成し遂げねばならなかった画期的出来事のいくつか、つまり農業や酪農、もっとのちの食品製造業などに話が及ばないうちに、旧石器時代の人類たちは現代人が立ち向かう困難について尋ねてくる。

肥満の増加は最近、メディアでも大いに注目されており、まず頭に浮かぶ。だが、やせて引き締まった体を持つ彼らに、それを理解させるのは容易ではないし、心臓疾患、糖尿病、うつ病、自己免疫疾患、がん、認知症など社会を悩ませる慢性的な病気の話などを聞いても彼らにはわからない。これらは旧石器時代の人たちにとってまったく考えもおよばないことであり、あれこれと問うてくる。

「自己免疫疾患」とは何か。「肥満」はどうして起こるのか……。

あなたは彼らの頭の中に、美しく魅惑的な未来の光景を描き出してみせた。それなのに今度は伝染病にかかったり食物連鎖の上位にいる野生動物に食べられたりして死ぬことよりも、もっとギョッとするような死因を持ち出したために、せっかく描いた美しい絵を引き剥《は》がしてしまうのだ。

徐々に痛ましい死へと導く慢性的異常を抱えて生きるなんて、誰だって考えるだけで恐ろしい。現代人は旧石器時代の人類よりも寿命が長いと言って納得させようとしても、先史時代の先祖たちはそんな話を鵜《う》呑みにはしない。立場を変えれば、あなただってしないだろう。あなたの話にはどこか間違っているところがあるようだ。

種として、私たちは遺伝的および生理的には、農業が始まるよりも前に生きていた人類と変わらない。私たちは何千もの世代をかけて自然によってつくられてきた。

私たちは狩猟採集民だと、もはや自称はしないだろうが、生物学的観点からすれば、体は確かに狩猟採集民のようにふるまう。さて、あなたは時間旅行から現在に戻る間に、純粋に技術的見地から人間はずいぶんと進歩したものだと感慨にひたる。一方、何百万人という同時代の仲間たちが必要以上に苦しんでいることを思う。なるほど私たちは昔の人類よりも長命かもしれないが、とくに病気にかかるリスクが高まる人生の後半では、(病気にかからずに暮らしているという意味で)もっと質の高い生活を送れるはずなのに。

私たちが過去の世代よりも長生きしているのは事実だが、私たちの長寿の理由の大部分は、乳児死亡率の低下と子供の健康向上のおかげだ。つまり、子供のうちに見舞われる事故や病気をうまく生き延びられるようになっただけにすぎない。残念ながら、年齢を重ねてから見舞われる病気に、うまく先手を打ったり立ち向かったりできるようになったわけではない。

もちろん、現在では多くの病気に対してはるかに効果的な処置が受けられることは確かだが、それでも、何百万人もの人たちが回避できたはずの苦しみを、いたずらに受けているというのも事実である。

数十年前、私は医学部に在籍していた。そのときに受けた教育が中心にすえていたのは、疾患を診断すること、そして、処置する方法、場合によっては薬やそのほかの療法をとり入れて治療する方法を知ることだった。医者としてどのように症状を理解し、それらの症状に見合う解決法にたどり着くのかを学んだ。

だがそれ以来、多くのことが変わった。現代の慢性的疾患の多くは簡単に処置や治療ができる病気ではない。病原体やウイルスやバクテリアのような既知の原因による病気ではないのだ。むしろ明確な答えのない、莫大な数の体の異常に悩まされているのだ。

私は、がんを治療したり、言い表わせない痛みを抑え、肥満をただちに克服させ、アルツハイマー病のせいでダメージを受けてきた脳を元に戻したりするための処方箋は書けない。症状を一時的に軽減するといった対処はできる。しかし、その根本的な原因を治すことと、単に症状を食い止めることとの間には大きな差がある。

そうした病気の多くは、手に負える状態ではなくなった「炎症反応」に端を発している。

「炎症」と脳の結びつきに触れる前に、一つ考えよう。

脳疾患の原因は多くの症例において、たいがいは食事だ。脳の不具合の発生と進行にはいくつかの因子がかかわっているものの、だいたいの場合、炭水化物を食べすぎたとか、健康的な脂肪をほとんど口にしなかったという過ちのせいだ。

この事実を理解するには、あらゆる神経系の病気の中でもっとも恐るべきもの、つまりアルツハイマー病を考えることだ。そしてアルツハイマー病を、食事だけが引き金となる糖尿病の一種という視点で見てみることだ。質の悪い食事をとっていると肥満や糖尿病になり得ることは誰もがわかっている。果たして脳も同じように壊れてしまうのか。

アルツハイマー病は「3型糖尿病」なのか

この章の冒頭で狩猟採集民と話をしたときのことを思い出してみよう。

彼らの脳はあなたの脳とさほど変わらない。両者とも進化を経て、脂肪と糖質が高い食べ物を探し求めるようになっている。結局、それが生存のためのしくみなのだ。問題なのは、あなたは豊かな時代に生きているから狩猟に出ている時間も早々に終えられること、それから、加工された脂肪や糖質に囲まれているということだ。

洞穴で暮らす彼らは、長時間かけて探したあげく、ようやく動物由来の脂肪、季節の植物や果実の天然の糖にめぐり会えるだけかもしれない。だからあなたと彼らの脳は同じように機能する一方で、その栄養源は決して同じではない。実際、左ページのグラフを見てみよう。このグラフは私たちの食事と祖先の食事のおもな違いを表わしたものだ。

では、この食事習慣における差は、私たちに、いったい何のかかわりがあるのだろうか。「すべて」だ。

アルツハイマー病を「第三の糖尿病」だと説明した研究が、初めて明るみに出たのは二〇〇五年である[1]。

しかし、質の悪い食事とアルツハイマー病の結びつきが注目を集めるようになったのは、ごく最近、新しい研究のおかげでその結びつきにいたるプロセスがわかったからだ[2][3]。

食べるものを変えるだけでアルツハイマー病を回避できるという考えは、驚くべきものだが、アルツハイマー病だけではなく、そのほかの脳疾患すべての予防にも効果的だ。それは次章以降ですぐにわかるだろう。

昔と今、こんなに食べているものが違う！

祖先の食事

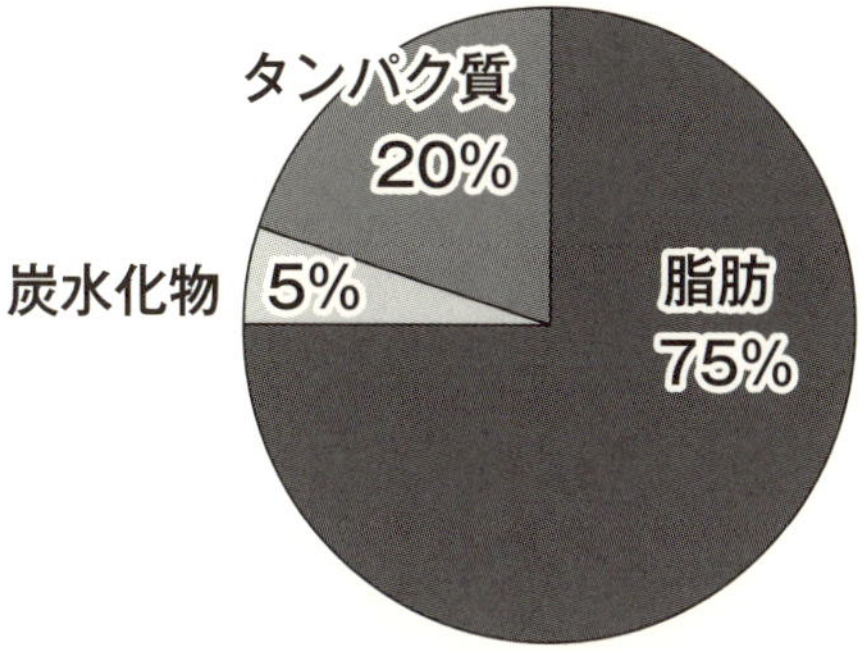

現代の食事

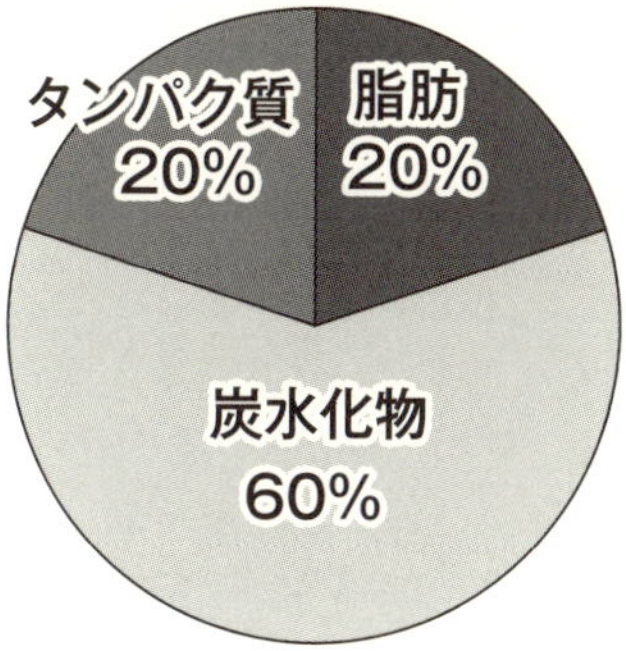

糖尿病と脳が共通して持つものについて手短に学んでみよう。

進化の過程で、私たちの体は、食物から得た燃料を細胞が使うエネルギーに変える方法を考え出した。人類の生活のほぼすべては、グルコース（ほとんどの細胞にとって、主要なエネルギー源）が不足している。それゆえ、私たちはグルコースを蓄え、グルコースでないものをグルコースに変換する方法を発達させるにいたった。体は必要に応じて、「糖新生」という過程を経て、脂肪やタンパク質からグルコースをつくり出せる。ただし、そのためにはデンプンや糖質を分解してグルコースを得るよりも多くのエネルギーを要する。デンプンや糖質の分解のほうがさらにムダのない反応だ。

細胞がグルコースを受け入れ、利用する過程は複雑だ。細胞は血流の中でそばを流れるグルコースをただ吸収するのではない。

生命維持に必要なこの糖分子は、すい臓から分泌されるインスリンというホルモンによって細胞内に取り込まれる。インスリンはすでにご存じのように、細胞の代謝にとって欠くことのできない重要な生物学的物質の一つだ。その役目は、血流中から筋肉や脂肪、肝臓組織の細胞へとグルコースを送ることだ。

いったん送られたグルコースは燃料として利用される。通常、健康な細胞はインスリンに対してすぐ反応する。しかし、継続的にグルコースを摂取した（ほとんどの場合は、健康的と言える範ちゅうを超えてインスリン値を急上昇させる精白糖がたっぷり入った、過剰に加工された食べ物を摂取しすぎたことによる）結果として細胞が常に高濃度のインスリンにさらされると、細胞は、細胞膜表面のインスリンに反応する受容体の数を減らして順応する。

つまり、細胞はインスリンが過剰になると反応がにぶくなり、それがインスリン抵抗性の原因となる。そしてインスリン抵抗性のせいで細胞はインスリンに反応しなくなり、血流からグルコースを取り入れられなくなる。すると細胞が糖質を取り入れるために、今度はすい臓が反応してインスリンをより多く分泌する。インスリン値はますます上昇してしまうのだ。

こうして問題は循環し、最終的には「二型糖尿病」に至る。糖尿病をわずらう人たちの血糖が高いのは、糖質を細胞内に送り込めないからである。糖質が細胞内に入れさえすればエネルギーになるため、安全に蓄積される。

だが、糖質は血流中にあると多くの問題を引き起こす。あまりに多くて言及しきれないくらいだ。有毒な糖質は、ガラスの破片のように、多くのダメージを与え、失明、感染症、神経損傷、心臓疾患、それにアルツハイマー病などにいたる。こうしたことが連鎖し、体内で炎症が蔓延するのだ。

悪影響はまだまだある。残念ながら、インスリンの役割はグルコースを細胞内へと送り込むだけではない。インスリンはタンパク同化ホルモンでもあるのだ。すなわち成長をうながし、脂肪の形成と維持を促進し、炎症を助長する。インスリン値が高いときには、ほかのホルモンはインスリンのせいで増加するか減少する。それを受けて、体は不健康で混沌としたパターンにならざるを得ない。すると、体は正常代謝に戻れなくなる。[4]

人が糖尿病を発症するか否かにおいて、遺伝が関係しているのは確かだ。さらに、いったん細胞が高血糖に耐えられなくなると、どの時点で糖尿病スイッチが入るのかも遺伝によって決まる。

糖尿病の中でも「一型糖尿病」は自己免疫疾患と考えられる別の疾患だ。糖尿病全症例のたった五パーセントを占めるにすぎない。一型糖尿病の患者がインスリンをほとんど、あるいはまったく分泌できないのは、インスリンを分泌するすい臓の細胞が免疫系によって傷つけられたり破壊されたりするからだ。したがって、この重要なホルモンを日常的に注射して血糖の均衡を保つ必要がある。

「二型糖尿病」は通常、長い時間をかけてグルコースを過剰摂取し、体を酷使した大人が発症するものだが、「一型」はこれとは違い、一般的に子供にも大人にも見られる。

さらに「二型」は食事や生活習慣の変化を通じて回復可能だが、「一型」には治療法がない。つまり、「一型糖尿病」の発症に遺伝子が強く影響を与えているといっても、環境も無関係ではないと頭に置いておく必要がある。

「一型」は遺伝的影響も環境的影響もどちらも作用した結果だということは、かなり前から知られている。しかし、最近の数十年で増えつつある事象から、環境因子は以前に認識されていたよりも、「一型」の進行をいっそう助長していると考えている医者もいる。

わかっているのは、どうやらインスリン抵抗性は、アルツハイマー病とかかわる際に、アルツハイマー病に侵された脳に見られる忌まわしい斑点の発生を引き起こすということだ。

この斑点は、芯から脳を乗っ取り、正常な脳細胞に取って代わる異常なタンパク質が積み重なったものだ。

そして、インスリン値の低さと脳疾患が結びつくということは、研究者の間でそれを「三型糖尿病」と見る理由となっている。

肥満体の人たちは脳の機能が損なわれるリスクが非常に高く、糖尿病を抱える人たちは少なくとも二倍はアルツハイマー病にかかりやすいのである。

とはいえ、糖尿病がアルツハイマー病の原因であるというつもりはない。両者の源は同じだと言いたいだけだ。

どちらの疾患も、機能障害や、やがては病気につながる生物学的反応を体に起こさせる食物が原因だ。糖尿病になっている人と認知症をわずらっている人との間には、以前に考えられていたよりも共通点がたくさんある。

アメリカではここ一〇年で、「二型糖尿病」の症例数と肥満と見なせる人の数が並行して上昇しているのを私たちは目《ま》の当たりにしてきた。

現在では、認知症をわずらっている人たちの間に、あるパターンが見えつつある。たとえば、アルツハイマー病の割合が「二型糖尿病」の割合と同調して増えているようにだ。私はこれが根拠のない観察結果だとは思わない。急増する医療費や高齢化社会という重圧を引き受ける際にはみんなが直面しなくてはならない現実だ。

新たな概算によれば、二〇五〇年までには地球上で一億人がアルツハイマー病にかかるだろうとされている。私たちの医療システムにとってその数は莫大であり、これに比べれば肥満の増大は小幅にすら見えるだろう。

★残念な真実

アメリカでは二〇歳未満でも一八万六〇〇〇人が糖尿病をわずらっている（一型と二型を合わせて）。ほんの一〇年前、二型糖尿病は「成人発症型糖尿病」として知られていた。しかし、この病気にかかる若者も非常に多く、この言い方はしなくなった。また、この疾患は成人よりも子供のほうが進行も速いことが科学的に判明している。

若い世代であればあるほど、処置が難しいのだ。

静かに脳が燃えていくという恐怖

クリニックで、アルツハイマー病患者の家族から頻繁《ひんぱん》に受ける質問がある。「どうしてこんなことになったのか」「母（父、兄弟、姉妹）は何か間違ったことをしたのか」と言うのだ。一つの家族の生活にとってたいそう痛ましい時期に、どう返事をしようかと、私は考える。私自身、父が日に日にゆっくりと衰えていくのを目にすると、無力感とないまぜになった落胆や、後悔と入り交じった苦悩を覚える。しかし、（私自身も含めて）今日判明していることを前提に、真実をそっくりそのまま告げるとすれば、あなたの家族は次のようなことを一回以上したかもしれないと言うだろう。

・糖尿病ではなくても慢性的に血糖値が高い状態だった
・生涯を通じて炭水化物をたくさん食べた
・コレステロールの摂取を少なくする低脂肪の食事を選んだ

・グルテン（小麦、ライ麦、大麦に含まれるタンパク質）過敏症に対する診断を受けていない

認知症だけではなく癲癇《てんかん》、頭痛、うつ病、統合失調症、ＡＤＨＤ、さらには性欲減退を引き起こすきっかけが、最近の研究によってグルテンであると判明していると人びとに伝えると、「まさか。みんながグルテンに敏感なわけじゃないでしょう」という返事が返ってくる。グルテンについて知られていることといえば、もっぱら内臓の健康であり、神経系の健康状態には注目されていないからだ。

グルテンは少数の人々を襲うセリアック病という自己免疫疾患にかかった人たちのためのテーマではない。

全体の四〇パーセントもの人たちが適正にグルテンを処理できず、残りの六〇パーセントの人も危険な状態にいるかもしれない。脳という観点から考えて、私たちがみんなグルテンに過敏であるとすればどうだろうか。

残念ながら、グルテンは小麦でできた製品だけではなく、たとえばアイスクリームから皮膚に使うハンドクリームまで、思いもよらない製品にも含まれている。現在、多くの研究が進み、グルテン過敏症と神経機能障害の結びつきが裏づけられようとしている。これは、問題なくグ

ルテンを消化できる人や、グルテン過敏症の検査で陰性だった人にさえ当てはまる。私は医者としてそれを日々、目にしている。私はどんな患者にも食事からグルテンをいっさい取り除くように指示するが、その結果に私自身でさえ絶えず驚かされる。

脳疾患も含めてすべての変性疾患を引き起こすのが「炎症」であることは、研究者たちにはかなり前から知られていた。そして研究者たちは、グルテン、さらに言えば高炭水化物の食事が脳に達する炎症反応の原因になっていることを見出しつつある。

ふだん、腸内ガス、膨満感、便秘、そして下痢などは比較的すぐに症状が現われるので、消化器系疾患や食物アレルギーには気づきやすい。ところが、脳はとくにわかりにくい器官だということだ。分子レベルではあなたが気づかないうちにずっと激しい攻撃に耐えているのかもしれない。頭痛を治そうとしたり、明らかな神経系の問題に対処したりしないかぎり、脳で何が起こっているのかはわからず、とうとう手遅れということになり得る。脳疾患に関して言えば、いったん認知症などの診断が下されると、そこからの方向転換は難しいのだ。

いい知らせもある。

たとえあなたが神経系の病気を発症しやすいという性質を生まれつき持っていても、その遺伝的必然をコントロールする方法があるということだ。そのためにはみんなが信じている通説から抜け出す必要があるだろう。もっともよくない二つの通説は、

①低脂肪、高炭水化物の食事が望ましい
②コレステロールは悪者だ

というものだ。

グルテンを取り除けば話はおしまい、ではない。グルテンはパズルの一つのピースにすぎない。次章以降で、通説では悪者にされがちなコレステロールが、脳の健康と機能を維持するのにとりわけ重要な役割を果たすものであることがすぐにわかるだろう。

高コレステロールであれば、脳疾患をわずらうリスクが低減し、寿命が長くなることがわかっている。同じように、食事による脂肪の量が多いことは（ただし体にいい脂肪であり、トランス脂肪ではない）、健康にとって重要であり、そのおかげで脳はフル稼働できるのだとわかってきている。

この話は、これまで「信じなさい」と教えられてきたこととは正反対だ。

米国内でこれまでに行なわれた研究の中で、もっとも価値があり、重視されているものの一つにかの有名なフラミンガム心臓研究がある。ごく最近は認知症も含めた疾患の特定のリスク因子に多くのデータが加わった。

同研究は一九四八年に、マサチューセッツ州のフラミンガムという町出身の三〇歳から六二歳までの男女、五二〇九人を募《つの》って始まった。参加者の誰もが心臓発作や脳卒中に見舞われたことはなく、心血管疾患の症状が現われたことすらなかった。[5] それ以来、同研究では、もともとの集団から派生してさまざまな世代を加えた。そのおかげで科学者たちはその人たちを注意深く観察でき、いくつもの因子（年齢、性別、心理・社会的問題、身体的特徴、遺伝パターン）の重要なカギも集められた。

二〇〇〇年代中盤に、ボストン大学の研究者たちが総コレステロールと認知能力の関係の調査に着手した。そして、当初からグループに入っていた七八九人の男性と一一〇五人の女性を調べた。研究開始時点では全員が認知症や脳卒中を発症した経験はなかったが、その後一六年から一八年にわたって追跡調査を受けた。認知検査は四年から六年に一度行なわれ、記憶、学習、概念形成、集中、注意、抽象的推論、組織化能力のような事柄をチェックした。すべて、アルツハイマー病の患者において低下が見られる特質だ。

二〇〇五年に発表された研究報告によると、「総コレステロールと、言語能力、注意／集中力、抽象的推論、それに多数の認知領域を測定するデータの間には、著しい相関があった」という。[6]

さらに、「『望ましい』総コレステロール（二〇〇mg／dℓ未満）の被験者は、高コレステロール

（二〇〇〜二三九mg／dℓ）のボーダーライン上の被験者、および、総コレステロールが高い（二四〇mg／dℓ以上）被験者ほど成績がよくはなかった」という。

同研究により結論づけられたのは、「自然と総コレステロール値が下がるとそれに伴って、高度な抽象的推論、注意／集中力や遂行能力が求められる認知測定での成績が悪くなる」ということだ。いいかえるとコレステロール値がもっとも高い人たちは、値が低い人たちよりも、認知検査の点数が高いのだ。どうやら、コレステロールと脳に関していえば、保護因子があるようだ。これがどのようにして起こるのかは第3章で調べる。

調査データは世界中のさまざまな研究室から集まり続け、従来からの常識を根本からくつがえし続けている。

私が本書を書いているころ、オーストラリア国立大学の研究者たちが『神経学（Neurology）』（米国神経学会の医学専門誌）に研究論文を発表し、血糖が「正常範囲」内の最高値の人たちは、脳の萎縮のリスクがはるかに高いことを示している。[7] これは「三型糖尿病」の話に直接結びつく。

脳疾患と認知症が脳の萎縮と関連しているのはずいぶん前からわかっている。しかし、そうした萎縮が血糖値の「正常」範囲での急上昇に伴って起こるのだ。血糖値を上げる食べ物（すなわち炭水化物)を口にする人なら誰でもぞっとするのではないか。

患者たちは、血糖値は正常値なので元気だというが、正常とは何なのか。現在の基準では「正常」だといわれるかもしれないが、新しい知識体系では再考せざるを得なくなりつつある。あなたの血糖値は「正常」かもしれない。でもすい臓を覗《のぞ》くことができれば、十分な量のインスリンを分泌し、体を安定した状態に保つためにどんなに苦しんでいるのかがわかり、驚くかもしれない。

だからこそ、空腹時インスリンの検査は朝、食事をとる前に行なうものだし、この検査を受けるのは非常に重要だ。このときに血中のインスリンの値が高ければ危険信号で、正常に代謝が行なわれていない証しだ。糖尿病の瀬戸際にいて、すでに脳の将来の機能性が奪われているかもしれない。


オーストラリアの研究者による研究には、血糖値がいわゆる正常範囲内にある六〇歳から六四歳までの二四九名が参加した。参加者は参加時に加え、平均して四年後に再び脳の検査を受けた。血糖値が正常範囲内で高めだった人は、脳の記憶能力および認知能力にかかわる領域の容積が減る傾向にあった。研究者は、年齢や高血圧、喫煙やアルコール摂取といったほかの影響を受けないように管理をした。それでも、正常範囲内での高い血糖であることは脳が六パーセントから一〇パーセントほど萎縮するおもな原因となっていた。研究によって、血糖値は糖尿病をわずらっていない人にとってさえ、脳の健康に影響をもたらし得ることがわかった。(8)

今後一〇年のうちに、アメリカ人の二人に一人が「糖尿肥満」に苦しむだろう。この「糖尿肥満」とは、現在、軽度のインスリン抵抗性から前糖尿病、そして完全な糖尿病にいたるまでの代謝不均衡を指すのに用いられている用語だ。

しかし、こうした人たちのうち何と九〇パーセントが診断を受けていないのが事実だ。彼らががんばり通したのにもかかわらず、窮地《きゅうち》に立たされていると気づいたときにはもはや遅すぎる。こうした不幸な結末を阻止するのが私の使命だ。悲劇を起こさないためには日常的な習慣をいくつか変える必要がある。

この本を読み終わって「低炭水化物の食事を続けよう」と考えても、これまで大好きだったおいしい食べ物を全部やめるとなると、イライラするかもしれない。しかし、あきらめることはない。それをできるだけ簡単なものにすることを約束しよう。パンの代わりにほかのものを置けばいいのだ。バター、肉、チーズ、卵など、どういうわけかあなたにとって悪いものだと決めつけていて、食べようとしなかったもの、それに、とても健康にいいたっぷりの野菜などがパンの代わりになるはずだ。

何よりうれしいことに、炭水化物に頼る代謝から、脂肪やタンパク質に頼る代謝に変えればすぐに目標は達成しやすくなる。たとえば、苦労せずに継続的に体重を減らすとか、一日中もっと元気でいられるとか、よく眠れるとか、もっと記憶力を磨いて脳の働きがよくなるとか、よりよい性生活を送れるといった目標だ。もちろん、それよりも脳を守るほうが先決であることは言うまでもない。

炎症が大脳に達するとき

この本の一つのキーワードである炎症について考えておこう。

ごく一般的な意味で「炎症」が何を示すのかは誰でもだいたいわかる。虫に刺されたあとにすぐ現われる赤さとか、いつまでも続く関節炎の痛みとか、体に何らかのストレスがかかっているときに体の自然な反応として腫れや痛みが現われることはほとんどの人がわかっている。これらの炎症は必ずしも悪い反応ではない。体にとって有害であろうと思われるものに対する自己防衛を試みていることを示すという役目もあるのだ。

しかし、この炎症がコントロールできなくなると問題が持ち上がる。一日グラス一杯分のワインなら体によくても、毎日何杯も飲めば健康上のリスクがあるのと同じようなことが炎症にも言えるのだ。

炎症とはそもそも比較的短い日数で治るものだ。長い時間にわたって続くものではないし、ましていつまでも続くものは決してない。ところが、この続くはずのないものが、いまや何百万人もの人たちにおいては続いているのである。もしも体が常に刺激物にさらされて絶えず攻撃を受けていたら炎症反応も続いたままだ。しかも血流を介して体のあらゆる部分に広がってしまう。その結果、私たちは血液検査を通じてこの種の広範囲におよぶ炎症を見出《みいだ》せるというわけだ。

炎症が本来の目的から逸脱すると、さまざまな化学物質がつくられ、それらが細胞にとっては直接的に有毒になる。これによって、細胞の機能が低下し、やがて細胞は破壊される。抑えのきかない炎症は、冠状動脈疾患（心臓発作）、がん、糖尿病、アルツハイマー病、それに実質上、思い浮かぶかぎりすべての慢性疾患に伴う病的な状態、あるいは死の根本的原因であることがわかっている。

たとえば、炎症が止められず、それが関節炎のような問題を引き起こすのだと理解しても拡大解釈ではない。どちらにしても、その症状の処理をするのに一般的に用いられる薬（イブプロフェン、アスピリンなど）は「抗炎症剤」として売られている。

最近では、心臓発作は、これまでいわれたような高コレステロールよりも炎症に深く関係すると考える人が増えている。これは、アスピリンが抗凝血《ぎようけつ》作用の性質を持つのに加え、心臓発作だけではなく脳卒中のリスクを軽減するのに有益な理由でもある。

しかし、「脳の炎症」がパーキンソン病からさまざまな多発性硬化症、癲癇、自閉症、アルツハイマー病、うつ病にいたるまでのあらゆる病気とは、何ら関係がないと思ってしまいがちな理由の一つは、脳には体のほかの部分と違って、痛みを感じる受容体がないためだろう。つまり、脳の炎症を感じることができないのだ。

炎症は関節炎やぜん息といった疾状に関係していることは、私たちの誰もがよく知っている。しかし、さまざまな神経変性疾患を考えるときに、その原因が炎症にあるとはっきり指摘する研究が行なわれてきたのはここ一〇年ほどにすぎない。

一九九〇年代までさかのぼると、イブプロフェンやナプロキセンのような非ステロイド系の抗炎症剤を二年あるいはそれ以上服用すると、アルツハイマー病やパーキンソン病にかかる危険が四〇パーセント以上低減することが研究によって示されていた。[9][10] 同時に、アルツハイマー病やパーキンソン病をはじめとして脳変性疾患に苦しむ人たちの脳内では、細胞間で炎症の情報を伝達するサイトカインが急上昇することを明確に示す研究もあった。[11] 今日《こんにち》、新しい画像技術のおかげで、アルツハイマー病患者の脳内では、細胞が炎症性サイトカインの産生に活発に関与するところが見られるようになっている。

もはや、われわれはまったく新しい見方で炎症を考えざるを得ない。炎症は、ひざや関節の痛みの原因にとどまらず、まさに脳変性のプロセスを裏打ちしているのだ。最終的に、ダメージの原因となる脳内の炎症による重大な下流効果は、フリーラジカル産生を増加させる化学反応経路の活性化だ。慢性的炎症の核心は、酸化ストレス、つまり生物学的な「腐食」であるということだ。

腐食はすべての細胞で進む。この現象は生命の一部として正常だ。つまり、体が食べ物から摂取したカロリー(エネルギー)や空気から取り込んだ酸素を利用可能なエネルギーに変えるときも含め、事実上あらゆるところで起こるのだ。しかし、それが手に負えないほど蔓延し始めると、あるいは体が健康的なコントロールのもとでそれを維持できなくなると、命にかかわる。

「酸化」という言葉は酸素を暗示するが、私たちが吸い込むものではない。ここにいる重罪人は単なるOだ。もうひとつの酸素分子と結びついたもの(O_2)とは違うのだ。

酸化のプロセスについてさらに一歩先まで進んで説明したい。

これまでにフリーラジカルについて耳にしたことがあるかもしれない。フリーラジカルとは電子を一つ失った分子だ。

通常、電子は対《つい》をなしている。しかしストレスや汚染、化学物質、有害な食事による誘発因子、紫外線、通常の身体的活動といった力によって分子から電子が「遊離」する。すると、分子はほかの分子から電子を盗もうとする。この無秩序が酸化プロセスそのもの、つまりフリーラジカルをどんどん産生し炎症をうながす事象だ。酸化した組織や細胞は正常には機能しないため、酸化プロセスによって、いろいろな健康上の困難に打ち勝てなくなる。酸化のレベルは炎症のレベルを映し出すことが多く、酸化レベルが高い人は健康上の困難や症状（感染症への抵抗性の低さから、関節の痛み、消化器系疾患、不安、頭痛、うつ病、そしてアレルギーにいたるまで）を多く抱える理由が説明できる。

それに、おそらく酸化を抑えると炎症も弱まる。すると今度は酸化も抑えられる。抗酸化物質が重要な理由はまさにこれだ。ビタミンA、ビタミンC、ビタミンEなどの栄養素は電子をフリーラジカルに渡す。そして、このために反応の連鎖が妨げられ、ダメージを回避できるのだ。

歴史的に考えて、抗酸化物質がたっぷり入った食べ物、たとえば、草木、液果、木の実などは私たちの食事の一部を占めていた。しかし今日の食品業界では、健康やエネルギー代謝のことなどおかまいなしに、たくさんの栄養素を加工している。

本書の後半部のほうで、体内の特定の反応経路をどのように働かせるかを示すつもりだ。その経路とは、直接的に自然とフリーラジカルを減らすだけではなく、炎症によって生じた余分なフリーラジカルも減らして脳を保護するためのものだ。

たとえば、ウコンのような天然由来の物質を利用して炎症を抑えることは二〇〇〇年以上もさかのぼった医学文献に書かれている。しかし、その生化学的なプロセスを、私たちが理解し始めたのは、せいぜいここ一〇年ほどのことである。

さらにもう一つ、生体反応によってもたらされるのが、特定の遺伝子の活性化だ。その遺伝子とは、私たちがさらされているさまざまな毒素を分解し、排出するための酵素やほかの化学物質が組み込まれている。人間（さらには、すべての生物）は地球上で生きているかぎり、さまざまな毒素にさらされている。自然界には、鉛、ヒ素、アルミニウム、それに、私たちが平らげたさまざまな動植物が自衛のために生成した強力な毒素などが存在する。それとは別に、私たちの体は通常の代謝プロセスとして、毒素をつくっている。

だからこうした解毒の遺伝子は、すでに長きにわたり、私たちの役に立ってくれている。それに、ウコンやオメガ3脂肪ドコサヘキサエン酸（ＤＨＡ）のように、近所の食料品店で購入できる自然由来の物質が、遺伝子の発現を活性化させることでどれほど強力な解毒因子として働くのかについて私たちはようやくわかり始めたところなのだ。

したがって遺伝子の発現を変え、炎症を処理する手助けになり得るのは食べる物だけではない。運動や睡眠の方法が一役買っていることもわかってきている。それらもＤＮＡの重要な調節因子（リモートコントローラ）なのだから。

本書ではさらに、脳細胞を新しくする方法についてもご説明する。神経組織発生（新しい脳細胞の誕生）をどのように、そしてなぜコントロールできるのかを伝えていくつもりだ。

あなたの「運命」を変えるために

食事と運動は、体が炎症に対処するようあと押ししてくれる。

では、薬はそうなのだろうか。とんでもない。皮肉にも、コレステロールを下げるスタチンはもっとも一般的に処方される薬（たとえば、リピトール、クレストール、ゾコール）の一つであり、過剰な炎症を抑える方法として勧められている。しかし、新たな研究によって、このスタチンは脳の機能を低下させ、心臓疾患のリスクを高める可能性があることもわかっている。

理由は単純だ。脳が力強く活動するためにはコレステロールが必要なのだ。

このことは、これからたびたび述べるので忘れてはいけない。コレステロールは重要な脳の栄養素であり、ニューロン（神経細胞）が働くためには欠かせず、細胞膜の構成要素として基本的な役割を果たす。また、抗酸化物質として、ビタミンDのような脳を支える重要な要素の前駆体として、それにステロイド関連のホルモン（たとえば、テストステロンやエストロゲンのような性ホルモン）としての役割も担う。

もっとも重要なのは、コレステロールはニューロンにとって不可欠な燃料であるということだ。ニューロン自体は重要なコレステロールを合成できない。そのため特定の運搬体タンパク質を介して血流に乗って運ばれてくるコレステロールに依存している。興味深いのが、この運搬体タンパク質であるＬＤＬは「悪玉コレステロール」という不名誉な名前を与えられていることだ。

ところが、ＬＤＬはコレステロール分子ではまったくない。低比重のリポタンパク質（low-density lipoprotein）であり（ゆえにＬＤＬは頭文字を取ったもの）、悪いところは何もない。くり返すと、脳におけるＬＤＬの基本的な役割はコレステロールをとらえてニューロンへと運ぶことだ。ニューロンにおいてそのコレステロールは重要な役割を果たす。

現在では科学の文献に、コレステロール値が低いと脳はまったく活発に働かなくなること、つまり、コレステロール値の低い人たちは認知症やほかの神経学的問題を抱えるリスクが高いことが示されている。

私たちはコレステロール、そしてＬＤＬに対する受け止め方を変える必要がある。ＬＤＬは味方であって、敵ではないのだから。

では、コレステロールと冠状動脈疾患（心臓発作）についてはどうか。この難問には第３章で取り組む。

当面、「コレステロールはいいものだ」という考えを覚えておけばいい。いかにわれわれが見当違いをしていたかがすぐにわかるだろう。

本書のプレリュードとして、ここではたくさんの話題に広く触れてきた。いったんまとめておこう。

①私たちは低脂肪、高炭水化物の食事をとり、フルーツを食べ、そのせいで自ら脳の衰えを進めてきたか?

②受け継いだDNAにかかわらず、生活習慣を変えれば脳の運命を本当にコントロールできるのか?

③薬なしでもADHDやうつ病、不安、不眠症、自閉症、トゥーレット症候群、頭痛、アルツハイマー病などの脳関連のさまざまな病気を予防し、処置し、ときに治せるか?

これら三つの問いに対する答えは、間違いなく「イエス」だ。

ここからはさらに進めて、心臓疾患や糖尿病も予防できることを示していく。

もし、私たちが一〇〇歳を超えてまで生きるつもりなら、食に対する考え方そのものを変えなくてはならないのだ。

私たちが長い進化を経て、生命と健康のために脂肪を必要とする種《しゅ》になったことは明らかな事実だ。

私たちが口にする莫大な量の炭水化物は、体や脳の中で私たちを焼きつくす炎症に燃料を補給している。私はウイリアム・デイビス博士の独創的な著作、『小麦は食べるな！』（日本文芸社）で説明されている方法がとても気に入っている[12]。

有機農法で栽培された高繊維質のマルチグレインのパン一枚など、あなたが食べているものはいったい何なのか。従来なら、マルチグレインのパンを選ぶのは健康によく、そのパンは食物繊維とビタミンＢの源だと言われていた。

ところが、その話にはもう一つ別の面がある。なぜこの穀物が、形や色、繊維含有量や有機栽培か否かにかかわらず、人間にとって有害な働きをするのか。

そして、これこそがまさに、私たちが次に向かうところだ。しかし、現代の穀物についてのデイビス博士による的を射た説明や、炭水化物を抜いていかにやせるかという次元とは異なり、一歩先に進んで、脳にどのようにダメージを与えるのかを理解しなくてはならない。

この章の目的は、炎症という現象を説明し、あなたに脳（および体）についての新しい考え方、そして見方を紹介することだった。

太陽が毎朝、東から昇り、夜には西に沈むのは当然だと私たちは考える。翌日になれば、太陽はまた同じことをくり返す。しかし太陽がまったく動いていないと言われたらどうだろうか。私たちこそが、くるくると回転し、太陽のまわりを回っているなどと言われたら……。もうおわかりだと思うが、私たちはこんな根拠のない考え方にいともたやすく固執してしまいがちであるということだ。

私がレクチャーを終えると、しばしば聞いていた人たちが私のところにやってきて既成概念にとらわれずに話をしてくれた、と感謝される。しかし、私が「既成概念にとらわれない」考え方を持つ人だといくら思われても、世の中の役には立たない。

私の使命は既成概念にとらわれない考えを広げて、そういった概念を私たちの文化や生き方に活かすことだ。そうして初めて意味のある前進ができるのだから。

第2章

食べ物をトロリとさせ、ふわふわにするタンパク質の恐怖

何を食べたか教えてごらんなさい。あなたがどんな人か当ててみせましょう。

——ジャン・アンテルム・ブリア＝サヴァラン

こうして「グルテン過敏症」は表面化する

うずくような頭痛やひどいうっ血の苦しみを経験したことはないだろうか。こんな不意な症状が現われたときはだいたい、思い当たる原因がある。

たとえば、頭痛の場合には一日ずっとコンピュータの前に座っていたからだとか、鼻が詰まったり、飲み込むとのどがヒリヒリするならちょっと風邪を引いたからだ、という感じだ。

通常は市販薬に頼って何とか対処する。するとそのうちに体は健康な状態に戻る。しかし症状が治まらず、しかもその犯人を突き止めるのが難しいときにはどうするだろうか。

ある一人の女性がいる。

Fさんは物心がついたころから、頭に脈打つような感覚があった。私が初めて診察したとき、彼女は六三年もの間、日々、偏頭痛に苦しんできたことを打ち明けた。彼女は頭痛の治療として普通に考えられることは何でもしていたし、イミトレックス（スマトリプタン）という偏頭痛に効く強い薬を週に数回飲んでいた。医療記録を見直すと、彼女は二十代の初期に開腹による腸の手術を受けていた。深刻な腸の不快に苦しんでいたからだ。そこで彼女にグルテン過敏症の検査を行なったところ、思ったとおり、八個のマーカーにおいて強度に陽性だった。私は本書でのちほど示す「グルテンフリー」の食事をするよう指示した。

四カ月後、Fさんからの手紙を受け取った。

「ほぼ毎日あった偏頭痛の症状は、食事からグルテンを除いて以来、軽くなっています。夜になると興奮して痛みが増していた偏頭痛が起こることがなくなり、いまでは日常のレベルが、先生の診察を受ける前と比べて格段に上がっています」

と書かれていた。そしてこう結んでいた。

「改めて、ありがとうございます。先生が長年にわたる偏頭痛という苦悩を解決に導いてくださいました」


もう一人、まったく症状は異なるが、同じように何年も苦しんだあげくに私のところにやってきた女性がいる。

ちょうど三〇歳のAさんは、私と初めて会ったとき、正直に「私は精神的な問題もいくつか抱えている」と言った。それまでの一二年間についてくわしく聞かせてくれ、その間、健康に関しては下り坂ばかりだったと言った。若いころに母と祖母を亡くし、それ以来どんなにストレスの多い人生を送ってきたかを話した。大学に通い始めたころ、双極性障害（躁《そう》うつ病）として何度か病院に入れられ、この時期には大いにおしゃべりになったり、自分のことを誇大に語ったりするという症状を経験したらしい。それから過食に走り、体重が増加し、深刻なうつ状態になって自暴自棄になった。ちょうど、そんな双極性障害の処置に用いる医薬品のリチウムを服用し始めたばかりだったのだ。また、精神的な病気は家族にも見られた。姉が統合失調症、父が双極性障害だった。しかし、精神的な病気以外の病歴は取り立てて言うほどのものはなかった。腸の問題や食物アレルギー、そのほかグルテン過敏症と結びつく問題に思いあたることはなかった。

私はAさんにグルテン過敏症の検査を受けてみるように言った。すると過敏症に対する重要な六つのマーカーの値が非常に高く、そのマーカーのいくつかは平均的な範囲の倍よりも高い値を示した。

その結果を受けて私が指示したグルテンフリーの食事を開始して二カ月後。Aさんからの手紙につづられていたのは、グルテンフリーの食事を実践し、めざましい変化を経験した多くの患者から聞いたことと同じような内容だった。

「グルテンを食べないようにして以来、私の生活は一八〇度変わりました。まず変わったと思ったのは、私の気分でした。それまでずっと憂うつな気分に苦しみ、いつも『頭上にかかる黒い雲』と闘わねばなりませんでした。グルテンと縁を切ってから憂うつな気分になりません。

一度、誤って口にしてしまい、そのときは翌日にまた憂うつな気分を味わいました。ほかに自分で気づいた変化は、元気になったこと、長い時間集中力を保っていられることなどです。思考力は鋭くなって、決断もできますし、これまでにないほど論理的で自信に満ちた判断ができるようになりました。さまざまな強迫的行動からも解放されました」

もう一つ、例をお話ししよう。

常軌を逸した行動に悩む二三歳の男性Kさんは、母親とともに私に会いに来た。母親が言うには、その六カ月前から、彼が震えているように見えるようになった。初め、身震いはわずかだった。ところが、時間が経つとひどくなってきた。

二人の神経科医に診せ、二つの異なる診断を受けていた。一つは、いわゆる「本態性振戦《しんせん》」、もう片方は「筋緊張異常」だった。医者たちはKさんに、血圧治療の薬であるプロプラノロールを処方した。これは震えを伴う不調の一部に対する処置に用いる薬だ。ほかに勧められたのは腕と首のさまざまな筋肉にボトックスを注射することだ。ボトックスとは、けいれんする筋肉を一時的に麻痺させるボツリヌス菌毒素だ。

Kさんの病歴を見ると気になる点が二つあった。まず、Kさんは小学四年生のときに学習障害があると診断されていた。「興奮しすぎると抑えられなくなる」のだという。そして次に、数年にわたって便通がゆるく、腹痛がすると訴え、消化器専門医に診てもらわなくてはならないほどだった。その専門医は小腸の生検を行なってセリアック病の検査をしたが、結果は陰性だった。

私が見るに彼の過剰な運動の問題は極めて明白だった。グルテン過敏症を調べるために血液検査を行なったところ、想像どおり特定の抗体の値が上昇していた。私はKさんと母親に、グルテンフリーの食事法を教えた。

数週間後、Kさんの母親からKさんの行動は落ち着いてきたとの電話があった。症状が改善されたため、その食事を続けることにし、およそ六カ月後、異常な運動はほぼなくなった。この若者に起きた変化は驚くべきものだった。食事を変えるだけで人生を変えるほどの影響があったのだから。

現実にグルテンフリーの食事法によって運動障害をすっかり軽くさせたり、原因不明の症状を抱えた患者を私のような医者が何人も好転させている。しかし残念ながら、大多数の医者たちは、このような運動障害と食事の関連に注意を向けていない。

さまざまな苦痛の種を抱えて私のところにやってくる患者には、共通する特徴がある。グルテン過敏症だ。

つまり、グルテンは現代における「毒物」であり、その研究のために脳の不調や疾患について幅広い状況に注目して調べ直さなくてはならない。その共通点がわかれば、たった一つの処方箋、つまり食事からグルテンを除くことによって、数々の病気の治療が可能になる。

どんな健康食品店も、あるいは現在ならごく普通の食料品店でも、「グルテンフリー製品」の品ぞろえが豊富だ。過去数年で、米国で販売されたグルテンフリー製品の総額は爆発的に上昇した。最終的な集計として、業界全体では二〇一一年に六三億ドル（約六三〇〇億円）を達成し、なおも成長を続けているという。

間違いなくメディアからの注目は一定の役割を果たしている。二〇一一年の『Ｙａｈｏｏ！スポーツ』の記事で「プロテニスのジョコビッチ選手が新たに始めたグルテンフリーの食事が、彼の勝利を支えているのか」と題した記事は次のように続いた。「簡単なアレルギー検査が、テニス史上誰よりも優れた結果につながったのだろう[1]」

この一人のアスリートは特別だったのだろうか。科学界がグルテン過敏症について言うべきことは何なのか。「グルテン過敏症」とは何を意味するのか。グルテンのどこがそんなに悪いのか。

これまでグルテンは常に身近にあったものではないのか。そして「現代の穀物」とはまさに何を意味するのか。

体の中にネバネバした「のり」のようなものが残る

グルテンとは「膠《にかわ》」を意味するラテン語で、タンパク質の混合物だ。粘着性のある物質として作用し、クラッカーや焼き菓子、ピザ生地などのパン製品をつくるときに粉をまとめる。グルテンは発酵の過程で重要な役割を担っていて、小麦粉がイーストと混ざるとパンがふくらむ。

ふわふわのマフィンにかぶりつくとき、あるいは、ピザ生地を焼く前に丸めたり延ばしたりするとき、それができるのはグルテンのおかげだ。実は、今日食べられている、柔らかいけれど噛みごたえのあるパン製品のほとんどについて、その粘着性はグルテンのおかげなのだ。

これぞグルテン、というものを両手で持ってみるためには、水と小麦粉だけを混ぜて手でこねて丸め、そのかたまりを流水の下で洗い、デンプンとタンパク質を流してしまえばいい。手元に残ったのはネバネバするタンパク質の混合物だ。

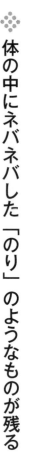

多くのアメリカ人は小麦からこのグルテンを消費している。しかし、グルテンはライ麦、大麦、スペルト小麦、カムット小麦、ブルグア小麦などのさまざまな穀物にも含まれる。

また、地球上でもっともありふれた添加物の一つでもあり、加工食品だけではなく、さまざまな製品にも使われている。チーズスプレッドやマーガリンの滑らかさを保ち、ソースや肉汁が固まらないようにもする。ヘアコンディショナーをとろりとさせ、マスカラのボリュームを出すためにもグルテンは利用される。

どんなタンパク質でもアレルギーを引き起こすことがあるように、グルテンもアレルギー反応を生む可能性がある。

実はグルテンは単一分子ではない。おもに二種類のタンパク質、グルテニンとグリアジンから構成されている。これら二つのタンパク質のどちらかに、あるいはグリアジンを構成する一二個の小さな単位のどれかが過敏症の反応の原因となり炎症にいたると考えられる。

患者とグルテン過敏症について話をすると、患者がまず示す反応の一つとして、「いや、私はセリアック病ではありません。もう検査をしましたし」という場合がある。私はそんなとき、セリアック病とグルテン過敏症には大きな違いがあることを説明する。私の目的は、セリアック病はグルテン過敏症の中でも極めて重篤なタイプの病気だ、という考え方を伝えることだ。セリアック病とは、グルテンに対するアレルギー反応によって、とくに小腸へのダメージがあったときに生じる疾患だ。多くの専門家の見積もりによれば、二〇〇人に一人がセリアック病だというが、これは控え目な計算だ。その数はおそらく三〇人に一人に近いだろう。というのも、かなり多くの人たちが診断を受けていないからだ。四人に一人が遺伝上の理由だけでグルテン過敏症にかかっている。セリアック病は消化管にダメージを与えるだけではない。この病気の遺伝子にいったん誘因が与えられると、グルテンに対する過敏症が皮膚や粘膜に影響したり、口の中の水疱の原因にもなったりする。そして、生涯にわたり、異常が見られるようになる。(2)

セリアック病のような自己免疫性の異常を引き起こす極端な反応は別としても、グルテン過敏症を理解するために重要なのは、それが体中のどの器官でも巻き込みうるということだ。たとえ小腸には影響がないとしても、だ。だから、本質的にセリアック病という病気にかかっていなくても、グルテン過敏症であれば、脳を含めた体の残りの部分は高いリスクにさらされているのだ。

一般的に、食べ物に対する過敏症は免疫系からの反応だと考えればいい。こうした過敏症は、食べ物に含まれる成分を消化する適切な酵素が体内に不足している場合にも起こる。グルテンの場合には、粘着性という性質によって栄養素の分解と吸収が妨げられる。

食べ物が十分に消化されないと、消化管内に「のり」のようなものが残る。それが免疫系にすぐに行動を起こすように警告を出し、結局、小腸の内側に損傷を与えることになる。中には胃腸に問題が起きているという明らかな兆候が出ない人たちもいるが、多くは腹痛、吐き気、

下痢、便秘、腸の痛みを訴えることにつながる。

体が食べ物に対して過剰に反応すると、炎症のメッセンジャー分子が送り出され、その食べ物の粒子を敵として分類する。これによって免疫系は、敵を一掃するために、炎症性化学物質、とりわけナチュラルキラー細胞を放出し続ける。この過程で細胞がダメージを受けることは少なくなく、胃腸の壁は免疫反応が十分に働かない「リーキーガット（腸管からの漏れ）」と呼ばれる異常を起こす。いったんこうなると、将来、さらに食べ物に対する過敏症にかかりやすくなる。そして炎症の猛攻撃を受け、自己免疫疾患を進行させるリスクにも見舞われる。(3)

炎症は、多くの脳疾患を引き起こすもとであり、炎症自体は免疫系が人の体内の物質に反応すると始まる。免疫系の抗体がタンパク質、あるいはアレルギーを引き起こす抗原と接触すると、サイトカインという損傷を与える化学物質が大量に放出される。

とくにグルテン過敏症は、グルテンを構成するグリアジンに対する抗体の値が上昇して起こる。抗体がこのタンパク質と結びつく（抗グリアジン抗体を生成する）とき、体内の特別な免疫細胞内で特定の遺伝子が発現する。いったんこの遺伝子が活性化されると炎症性サイトカインが集結し脳への攻撃が可能になる。サイトカインは脳に対して強く拮抗し、細胞にダメージを与え、脳を機能障害や疾患にかかりやすくする。攻撃が継続する場合にはなおさらだ。

抗グリアジン抗体に関連する問題をほかにあげると、抗グリアジン抗体は、脳内の特定のタンパク質と直接結合できることだ。そのタンパク質とは、グルテンを含む食べ物の中のグリアジンタンパク質に似ており、抗グリアジン抗体にはその区別がつけられない。これは何十年も言われてきたことであり、炎症性サイトカインがより多く生成されることにつながっている。(4)

これを考えると、アルツハイマー病、パーキンソン病、多発性硬化症、そして自閉症でさえも、サイトカインの上昇は不思議ではない。(5)研究によって、筋萎縮性側索硬化症《きんいしゅくせいそくさくこうかしょう》(ALS、ルー・ゲーリッグ病としても知られる)だと誤って診断された人の中には、単にグルテンに対して過敏であったにすぎず、食事からグルテンを除外することで症状が解消した人もいたことがわかっている。(6)

マリオス・ハジヴァッシリウ博士は、イギリスの王立ハラムシャー病院において、グルテン過敏症および脳分野でもっとも尊敬される研究者の一人だ。彼は一九九六年に医学雑誌『ランセット』に次のような記事を寄せた。「私たちのデータによれば、グルテン過敏症は原因不明の神経疾患を抱える患者に共通しており、病因的意義があるかもしれない(7)」。

やっかいで原因のわからない脳の疾患に日常的に取り組んでいる私のような者にとって、免疫系がグルテンに過剰に反応する人たちのおよそ九九パーセントがそれを知らないと考えれば、ハジヴァッシリウ博士が記した内容には、身が引き締まる思いだ。

博士は続けて次のように述べている。「グルテン過敏症は第一に、そしてときによってはもっぱら神経疾患なのだ」

言いかえれば、グルテン過敏症を抱える人たちは脳の機能に関する問題を抱えているが、何であろうと胃腸の問題は抱えていない。これを裏づけるため、博士は、自分の患者の中で説明しようのない神経障害を抱えているすべての人に対し、グルテン過敏症の検査を行なった。

博士と研究グループが二〇〇二年に専門誌『神経学・神経外科学・精神医学ジャーナル』に「精神疾患としてのグルテン過敏症」というタイトルで発表したものである。そこにはこう書かれている。

一般的に食物によるタンパク質が人間の食事に取り入れられるようになったのは、進化という観点から見れば、比較的最近（約一〇〇〇〇年前）の話だ。そのために、消化管だけではなく、皮膚や神経系にも人間特有の病気が発生するようになっている。私たちはこれを理解するのに二〇〇〇年もかかったのだ。グルテン過敏症は消化管に関係なく、さまざまな神経学的徴候を見せる。したがって神経科医は一般的な神経学的徴候やこの疾患の診断の方法について知らなくてはならない[8]。

加えて、そこまでに発表された数々の発見を見事にまとめ、こう結論づけている。

「グルテン過敏症をもっとも適切に定義すると、遺伝的に影響されやすい人たちの間での、免疫反応が高い状態といえるだろう。この定義は腸の関与は示していない。グルテン過敏症は主として小腸の疾患だと考えられているところが、歴史的な誤認なのだ」

何百年も経たセリアック病

セリアック病は「新しい疾患」のように思えるかもしれないが、その異常についての初めての記録は紀元一世紀までさかのぼる。

セリアックという言葉を初めて使ったカッパドキアのアレタイオスという古代ギリシャの偉大な医者が、癲癇《てんかん》、頭痛、めまい、麻痺などの神経系の異常現象をはじめとする、さまざまな症状について論じた医学の教科書の中で、セリアック病について記したのだ。

セリアックはギリシャ語で「腹腔の」という意味だ。彼はこの病気について書くにあたり、次のように述べた。「胃は消化器官であり、消化の際にはたらく。だが、そのとき下痢が患者を襲い……そして、それに加えて患者の体全体が消耗して弱っていたなら、慢性的な性質としてのセリアック病を発症する」[9]

一七世紀には、オランダ語の sprouw に由来して、スプルー（sprue）という言葉が英語に取り入れられた。sprouw は慢性の下痢、つまりセリアック病の典型的な症状を意味した。

イギリス人の小児科医、サミュエル・J・ジー博士は、セリアック病の患者の処置を行なう際、食事の重要性を最初に認識した一人だ。一八八七年にロンドンの病院でレクチャーを行なったとき、子供に見られる異常について、現代になってから初めて言及し、次のように述べた。「患者を完全に治療してやるなら、食事という方法によらなくてはならない」

しかし当時、どの食材が犯人なのかを特定できる人はいなかった。したがって、治療のために食事を変えるように勧めても的確とはいえなかった。

たとえば、ジー博士はフルーツと野菜を禁じたものの、フルーツや野菜が問題を起こすわけではなかった。一方で、薄く切ったパンを焼いたものは食べてもいいとした。ジー博士はとくに、毎日、最上級のオランダ産ムール貝を一クォート（約一・一リットル）も食べている子供たちを治療したいという気持ちに駆られたが、ムール貝のシーズンが終わると症状がぶり返した（おそらくその子供は再びパンを食べるようになったのだろう）。

米国では、この異常を取り上げた初めての論考が一九〇八年に発表された。クリスチャン・ハーター博士がセリアック病の子供たちについての書籍を執筆したのだ。博士はセリアック病を「腸性幼稚症」と呼んだ。すでに認められていたとおり、博士はこうした子供たちは成長できないと書き、また、こうした子供たちは炭水化物よりも脂肪には耐性があることを加えた。

その後、一九二四年に、米国の小児科医、シドニー・V・ハース博士がバナナを食事にすると効能があると報告した（明らかにバナナは改善の要因ではなかった。しかしバナナを食事にすればグルテンを食べなくてすむ）。

そのような食事が長く続くなどとは想像もつかないが、セリアック病の本当の原因が判明し、確証が得られるまで、人々からの評判はよかった。そしてさらに二〇年ほどかかり、一九四〇年代にオランダの小児科医、ウィレム・カレル・ディッケ博士が小麦粉と結びつけた。それまで、概して炭水化物が疑わしいとずっと考えられてきたが、小麦との因果関係が認められ、ようやく直接的な結びつきがわかったのだ。

ではこの発見は実際、どのように行なわれたのだろうか。一九四四年のオランダ飢饉《ききん》のとき、パンと粉類が不足すると、ディッケ博士はセリアック病の子供たちの死亡率が大幅に低下したことに気づいた。三五パーセント以上あったのがほぼゼロになったのだ。さらに博士は、再び小麦を食べるようになると死亡率は元のレベルにまで上がったことも報告した。

一九五二年になっていよいよ、英国のバーミンガム出身の医者たちが（これにはディッケ博士も加わっていた）、外科の患者からとった腸の粘膜のサンプルを調べ、小麦タンパク質の摂取とセリアック病は関係があるとした。一九五〇年代、六〇年代に小腸の生検法を導入していたため、消化管が調べるべき器官であることに間違いないのは明白だった（公平を期すために言っておこう。歴史にくわしい専門家たちは、ディッケがオランダで事例に基づいて行なった観察は申し分なく正確だったかどうかについて議論し、粉類が再び手に入るようになったときに元の状態に戻ったことを記録するのは不可能ではなくても困難だっただろうと異を唱えた。とはいえ彼らも、小麦を犯人だと認定することの重要性をしりぞけようとしているわけではない。小麦が唯一の犯人とはかぎらないという事実を強調するつもりでいるだけだ)。

では、私たちはいつセリアック病と神経学的問題の結びつきを理解し始めたのだろうか。

一世紀以上前、初めて事例報告が行なわれ、そして二〇世紀を通じてさまざまな医者がセリアック病患者の神経学的異常を立証した。しかし早い段階で、神経学的問題はセリアック病に関連するとわかり、消化管の問題ゆえの栄養不足の発現を意味すると考えられた。言いかえると、医者たちは特定の成分が神経系を破壊するとは思っていなかったのだ。

セリアック病自体が、消化管での栄養素やビタミンの吸収を妨げ、その結果、栄養不足が生じて神経損傷やさらには認知機能障害という神経学的問題につながるのだと考えていただけだった。そして、この話の中で炎症の果たす役割を理解するには遠くおよばなかった。

一九三七年には専門誌『アーカイブス　オブ　インターナル　メディシン』において、セリアック病患者への神経学的関与について、メイヨークリニックによる初めての概括が発表された。しかしそのときでさえ、実際に次々と起こる事象について、研究から正確に説明できていたわけではなかった。
脳のやっかいな状況はおもに、消化管が栄養素を適切に消化、吸収できないことに起因する「電解質喪失」のせいだとしたのだ。[10] グルテンに対する過敏症と脳の結びつきについて理解し、十分に説明できるようになるには、炎症反応の役割を理解することは言うまでもなく、技術面で大いに進歩しなくてはならなかった。しかし、さらなる大局観の方向転換は実に衝撃的なものだったし、比較的最近の話だ。二〇〇六年、メイヨークリニックは再び、セリアック病と認知機能障害についての報告を医学誌『アーカイブス　オブ　ニューロロジー』で発表した。

今回の結論は考えを根本から変えるようなものだった。[11]「進行性の認知機能障害とセリアック病には関連性が認められる可能性がある。ただし、運動失調症と末梢神経障害（一般的にセリアック病と関係がある）の間の一過性の関係性、および相対的な頻度の高さを仮定すればだ」

運動失調症とは、随意筋のコントロールとバランスの維持ができないことで、脳疾患に起因する場合がとりわけ多い。末梢神経障害とは、神経損傷のしゃれた言い方で、広範にわたる不調を含む。たとえば、脳や脊髄以外で損傷を受けた神経（末梢神経）は無感覚、虚弱、痛みを引き起こす。

この研究で、研究者たちは一三人の患者を調べた。患者たちはセリアック病の症状が出始めたり、悪化し始めたりして二年以内に進行性の認知機能障害の徴候を示していた（こうした患者が脳の障害について医療に助けを求めるもっとも一般的な理由が、記憶喪失、混乱、人格の変化だ。医者はセリアック病のすべての症状を小腸の生検法で確認した。認知低下の原因がほかにある可能性が考えられる患者はすべて除外した）。

分析の間に、一つ明らかになったことがある。これで、従来のすべての考え方はくつがえされてしまった。認知低下は栄養不足に起因するものではあり得なかった。さらに重要なのは、患者が比較的若くして認知症になったことだ（四五歳から六九歳の範囲で、認識機能障害の徴候が現われ始める年齢の中央値は六四歳だった）。報道された報告によれば、ジョセフ・マレー博士はメイヨークリニックの消化器専門医で臨床試験責任医師であったが、彼によると「セリアック病や末梢神経障害……あるいは平衡障害などの神経学的問題について書かれたものはたくさんある。しかしこの程度の脳の問題（ここで取り上げる認知低下）は、これまで理解されてこなかった。認知低下に直面するセリアック病患者がこんなにたくさんいることを私は予期してはいなかった」ということだった。

マレー博士は当然ながら、こうした患者の状態は「偶然の結びつき」を示しているようには思えないとつけ加えた。セリアック病の症状の開始や悪化と、わずか二年以内に生じる認知低下の関連性を仮定すれば、これが単なる偶然の一致である見込みは非常に小さい。

この研究においておそらくもっとも驚くべき発見は、グルテンフリーの食事を課せられた患者の何人かが、認知低下において「著しい回復」を経験したことだ。グルテンの体内摂取を完全にやめたとき、三人の患者の精神的機能も回復、あるいは安定したため、研究者は回復可能な認知機能障害を発見したかもしれないと述べた。

これは大発見だ。なぜか。

たやすく処置できる認知症の種類は多くないのだから、認知症にいたる経路を断ち、場合によっては逆向きにたどれば、認知低下が見られる場合にセリアック病を疑うことがごく一般的となるだろう。さらに、そうした発見は、セリアック病と認知低下の結びつきは偶然ではないという印《しるし》になる。

マレー博士は、この結びつきの背後にある科学的理由づけについて尋ねられたとき、炎症性サイトカイン（つまり脳内での問題の一因となる化学的な炎症メッセンジャー）の潜在的な影響に言及した。

もう一つ、この研究で指摘したい点がある。研究者がこれらの患者の脳を調べたとき、脳の白質に、多発性硬化症や軽い脳卒中と見まがう顕著な変化があったことだ。

だから、多発性硬化症の診断を受けた、と私に相談してきた患者に対してはいつもグルテン過敏症を疑ってきた。

多くの場合、脳が変化している患者は実際、多発性硬化症とはまったく関係なく、グルテン過敏症のせいだと推測できた。それを証拠に、患者がグルテンフリーの食事に変えると、症状が軽減した。

グルテンは脳に影響を与える

この章の初めに述べた若者、Kさんについて思い出してみよう。

もともと筋失調症という運動障害だと診断された男性だ。緊張をコントロールできず、体中が手に負えないほどの激しいけいれんに見舞われる。そのために通常の生活が送れない。

このような場合、神経疾患や薬の副作用のせいだとされることが多いが、私が考えるに、筋失調症やほかの運動障害は単にグルテン過敏症のせいではないか。

この患者の場合、いったん食事からグルテンを除外すると、震えやけいれん性の引きつりは止まった。ほかの運動障害、たとえば運動失調症、けいれん性で断続的な筋肉の収縮、ある種の癲癇などは誤診されることが多い。グルテン過敏症のような明白な事柄ではなく、説明のつかない神経学的原因とされてしまうのだ。

私は癲癇の患者の中に、危険な手術を受けようと考え、発作に対処するために日常的に薬を用いた治療法に頼るのをやめ、その代わりに単に食事を変えることで発作から完全に解放され

写真左は、脳の白質(矢印)にグルテン過敏症と頭痛に関係する深刻な変化を示している。右は、正常な脳のMRI画像。

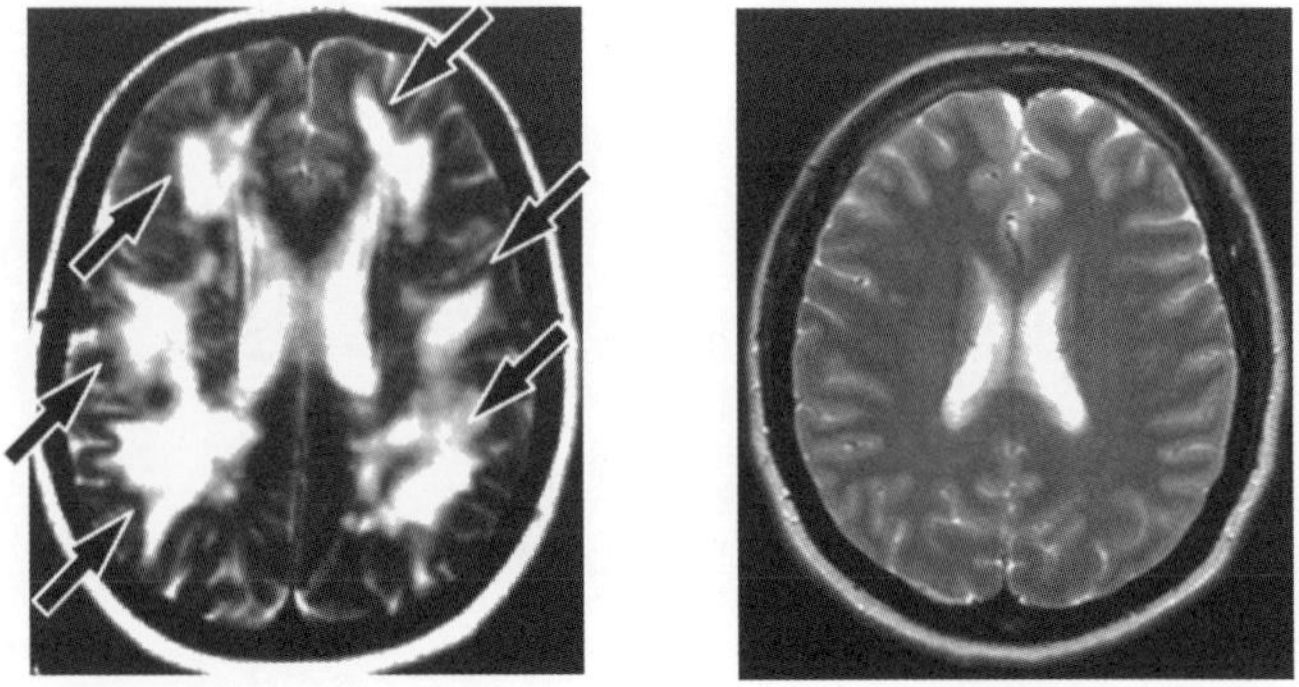

左の写真は許可を得て転載。
Headache and CNS white matter abnormalities associated with gluten sensitivity.
M. Hadjivassiliou, MD, et al., Neurology 2001; 56: 385-388

た人を何名か見てきた。

グルテン過敏症および脳分野でもっとも尊敬される研究者の一人、ハジヴァッシリウ博士は、同じように頭痛の患者の脳をスキャンして調べ、グルテン過敏症によって引き起こされる大きな異常を実証した。上の写真の例を見てほしい。

ハジヴァッシリウ博士は、一〇年以上にわたり、グルテンフリーの食事によって、グルテン過敏症を抱える患者の頭痛は完全に解決できることをくり返し示した。

博士は、二〇一〇年に医学雑誌『ランセット神経学』に寄せた論文で、グルテン過敏症に対する見方を変えるように求め、グルテン過敏症と脳機能障害の結びつきについて広く周知しようとした。

セリアック病について新たにわかったもっと

も重要な情報の一つは、セリアック病は消化管に限定されないということだ。極端に言えば、グルテン過敏症は常に脳に影響を与えるということである。

神経生物学者、アリスト・ヴォジャニ博士は、西洋人においてグルテン過敏症の発生率は三〇パーセント程度になると述べている。[12] それから、セリアック病の場合はほとんど無症候性なので、その有病率は二〇年前に考えられていたものに比べ、現在は二〇倍だとされている。

ニュージーランドの小児胃腸病・アレルギークリニックのロドニー・フォード博士は、二〇〇九年に発表した『グルテン症候群　神経疾患』というタイトルをつけた論文で次のように提案した。[13]

「グルテンに関する基本的な問題は体の神経回路網への介入だ……グルテンは患者の神経学的損害に結びついている。セリアック病だという証拠の有無にかかわらず」

そして、大胆に次のように結論づけた。

「神経回路網のダメージをもたらすグルテンは、ほかにどのような影響をもたらすのか、計り知れない。少なくとも一〇人に一人がグルテンの影響を受けると見積もれば、グルテンが健康に与える影響は大きい。グルテン症候群を理解することは地球規模での人びとの健康のために重要なのだ」

あなたは、セリアック病をわずらう人と同じようにグルテンに過敏ではないかもしれないが、神経学的観点から考えると、私たちはみな、グルテンに過敏であろうことがよくわかる。神経系や脳という人目に触れない奥深い領域で起きているので、多くの人はただそれに気づかないだけだ。

思い出してほしいのは、実際にあらゆる不調や疾患の核心にあるのは「炎症」だということだ。炎症反応を引き起こすものを体内に取り入れると、さまざまな健康上のリスクにさらされる。これは頭痛や頭がモヤモヤするなどの慢性的な不快からうつ病やアルツハイマー病のような深刻な病気にいたるまでを指す。

さらにいまや、グルテン過敏症と、何千年にもわたって医者たちにも理解不能だった脳疾患（統合失調症、癲癇、双極性障害、うつ病、さらに最近の自閉症やＡＤＨＤなど）との結びつきは証明されている。

こうした結びつきについては本書でこれから扱うつもりだ。さしあたって、問題の範囲を見通し、グルテンは正常な脳だけではなく、脆弱《ぜいじゃく》で異常をきたした脳にも影響をおよぼし得ることをしっかりと理解する必要がある。

いま一度、セリアック病に関する文献を参照しておこう。たとえば、セリアック病をわずらう人たちは、フリーラジカルの産生が著しく増し、フリーラジカルによるダメージが脂肪、タンパク質、それからDNAにも現われたことが明らかになっている[14]。加えて、免疫系がグルテンに反応した結果、体内で抗酸化物質を生成する能力も失う。とくに、グルタチオンの値が下がるのだ。グルタチオンとは脳内の重要な抗酸化物質であり、血液中のビタミンE、レチノール、ビタミンCと同様だ。これらはどれも体のフリーラジカルを抑制し続けるために重要な役割を果たしている。まるで、グルテンが存在すると免疫系が作用しなくなり、体本来の防衛力を十分に発揮できなくなるかのようだ。私が疑問に思うのは、もしグルテン過敏症によって免疫系が弱められるなら、ほかに何が起こり得るのだろうか。

研究によって、グルテンに対して免疫系が反応すると、炎症を引き起こし、いわゆるシクロオキシゲナーゼ2（COX－2）を誘導するシグナル伝達分子が活性化されることがわかっている。このCOX－2は、炎症性化学物質の生成を増大させる[15]。セレブレックス、イブプロフェン、アスピリンなどの薬になじみがあれば、すでにCOX－2にもなじみがあるだろう。この酵素は体内の炎症や痛みの原因だからだ。こうした薬がCOX－2の活動を効果的にブロックし、炎症は軽減する。セリアック病患者では、また別のTNF－αと呼ばれる炎症性分子の値が高くなることもある。

この分子の値の上昇は、アルツハイマー病やほかのほぼすべての神経変性疾患の特徴の一つでもある。

結論――グルテン過敏症は、セリアック病であろうとなかろうと、炎症性分子の産生を増大させる。そしてこれらの炎症性分子は神経変性疾患において極めて重要な役割を果たす。さらに、炎症による有害な影響を受け入れやすい器官として脳に勝るものはない。体内でもっとも活発な器官ではあるが、完璧な保護因子は持たない。血液脳関門はある種の門番として働き、特定の分子が血流から脳へ流れ込むのを防いでいるが、絶対危険のないしくみではない。

たくさんの物質がこの表玄関をこっそり通過し、望ましくない影響を引き起こしている（本書内で、こうした炎症性分子、および食べ物の力を利用してそれらと闘う方法についてさらにくわしく述べるつもりだ）。

「グルテン過敏症」であるとは何を意味するのか、そろそろ新しい基準を設けてもいいころだ。グルテンにまつわる問題はこれまで思い描いてきたものよりもはるかに深刻だからだ。

現代の多くの食べ物に含まれるグルテンの罪

もし、グルテンがそんなに悪いのなら、私たちはグルテンを食べながらどのようにして生き延びてきたのだろうか。

端的に言えばこうだ。祖先が小麦を育て、それを挽《ひ》いて粉にする方法を初めて見つけて以来、同じ種類の小麦を食べてきたわけではないのだ。

私たちが今日《こんにち》食べている穀物は、およそ一万年前に人類の食事に登場したものと似ているところはほとんどない。

一七世紀にグレゴール・メンデルが、異なる植物を交配して新しい種をつくり出すという、かの有名な実験を発表して以来、私たちは異種交配し、異系統を組み合わせ、穀物にかぎってみても、いくつか野生の子孫をつくり出してきた。

私たちの遺伝的構成と生理機能は祖先の時代からさほど変わっていない一方で、食物連鎖は過去五〇年間で急速に様変わりした。遺伝子生物工学を含めた現代の食品産業の振興で、わずか数十年前に栽培されていた穀物に比べグルテンを四〇倍も含む穀物を栽培できるようになった(16)。

これが意図的に収穫高を増やすためなのか、人々の味覚に訴えるためなのか、あるいはそのどちらでもあるのかは誰にもわからない。しかし、一つわかっていることがある。現在のグルテンを多量に含む穀物はかつてないほど〝クセになる〟ということだ。

もしも、あなたがこれまでに、ベーグル、スコーン、ドーナツ、あるいはクロワッサンを食べた後に、なんだか急に楽しい気分になってきたことがあるなら、それは思い込みなどではない。

一九七〇年代の終盤以来、次のようなことがわかっている。グルテンは胃で分解され、血液脳関門を通過できるポリペプチド混合物となる。いったんそれが脳に入り込むと、脳のオピオイド受容体と結合し、感覚的な恍惚《こうこつ》状態を生み出す。これは、アヘン剤が結合し、人に満足を与える効果を生み出すのと同じしくみだ。

最初にこの働きを発見した科学者である、米国国立衛生研究所のクリスティン・ジオドロウ博士らは、脳を破綻《はたん》させるこのポリペプチドにエクソルフィンという名前をつけた。

これはexogenous morphine-like compounds（外因性のモルヒネ様混合物）を短くしたもので、エンドルフィンという体由来の鎮痛作用のあるペプチドと区別される。(17) このエクソルフィンについてとりわけ興味深いのは、また、エクソルフィンの脳への影響の裏づけとなるのは、ナロキソンやナルトレキソンのようなアヘン誘導体拮抗薬（ヘロインやモルヒネ、オキシコドンなどのアヘン誘導体の働きを消すために用いられるのと同じ）によって止められるということだ。

前出のウイリアム・デイビス博士はこの現象を著書『小麦は食べるな!』の中でうまく説明した。

「だからこれは小麦に依存したあなたの脳なのだ。消化すると脳のオピオイド受容体と結合するモルヒネ様の成分が生じる。褒美《ほうび》という形で軽い感情的高揚状態を誘発する。効果がブロックされると、あるいはエクソルフィンを生じない食べ物を消費すると、不快な禁断症状を経験する人もいる(18)」

このことを考えれば、食品メーカーが製品の中に、できるかぎりたくさんのグルテンを詰め込もうとするのは当然ではないだろうか。

それから、今日、これほどたくさんの人たちがグルテンたっぷりの食品にやみつきになっていても、すなわち炎症だけではなく、肥満の蔓延をあおっているとしても、驚くようなことだろうか。私はそうは思わない。

砂糖やアルコールには人を上機嫌にさせる性質があり、私たちは誘惑に負けて砂糖やアルコールをどんどん摂取してしまうということはほとんどの人が知っているし、認めてもいる。

しかし、グルテンを含む食品はどうだろうか。

あなたが食べる全粒小麦のパンやサクサクのシリアルはどうか。グルテンは、私たちの脳の快楽中枢や中毒中枢にいたるまで、生化学的組成を変えてしまう、という考え方は注目に値する。なおかつこれほど恐ろしいことはない。

つまり、こうした食べ物が、科学的に証明されているとおりに、実際に気分を大きく変える働きをするならば、食事を再考する必要がある。


グルテンを含んでいる炭水化物をむさぼり食う人たちを目にすると、まるで彼らが自分のためにガソリンのカクテルを注いでいるのを見ているかのようだ。グルテンは私たちの世代のタバコである。

グルテン過敏症は私たちが理解している以上に蔓延《まんえん》している。気づかないうちに私たちはみな、ある程度のダメージを与えられている可能性がある。

それにグルテンはまさかと思うところに潜んでいるものだ。調味料やカクテル、さらには化粧品、ハンドクリーム、アイスクリームにも入っている。スープや甘味料、大豆製品にも隠れている。栄養機能食品、よく知られている調合薬にも入っている。

「グルテンフリー」という言葉はいまや「オーガニック」や「一〇〇パーセント天然」と同様、あいまいで意味のない言葉になりつつある。

106～107ページに、「グルテンを含む食べ物、含まない食べ物」のリストを掲載してあるので、参考にしてほしい。

バナナ、チョコレート、砂糖より恐いもの

グルテンフリーを実践すると、すべてが素晴らしいほうへ変化する。私にしてみれば、それは不思議なことではない。

過去二六〇万年のうちのかなり長い間、私たちの祖先の食事は、野生の獲物、季節の植物や野菜、ときに果実などだった。前章で取り上げたように、今日では穀物と炭水化物が中心の食事をとる人がほとんどで、そういった食事の多くはグルテンを含む。

なぜ、これほどたくさんの穀物や炭水化物を平らげることが体にダメージを与えるかというと、穀物や炭水化物が肉や魚、野菜などといった食べ物とは違う方法で、血糖値を上昇させるからである。

血糖値が上昇すれば上昇するほど、インスリンはすい臓からどんどん分泌されて糖質を処理しなくてはならない。こうしてインスリンが増加すれば、細胞はインスリンシグナルに対する感受性がますます低くなる。

要するに、細胞にはインスリンのメッセージが聞こえない。そのときすい臓はどうするだろうか。メッセージが相手に聞こえていないときは、大きな声で話そうとするだろう。同様に、

すい臓はインスリン分泌量を増やそうとするのだ。インスリン値が高まると、それが原因で、細胞はインスリンシグナルにさらに反応しにくくなる。すると血糖値を下げるためにすい臓は過剰に働き、インスリン分泌量を増やして再び血糖値を正常に保とうとする。たとえ血糖値が正常であっても、インスリン値は上昇を続ける。

細胞はインスリンシグナルに抵抗するので、私たちは「インスリン抵抗性」という言葉を用い、この状態を表現する。

状況が進展すると、すい臓は最終的に最大限のインスリン分泌を行なうが、それでも十分ではない。その時点で、細胞はインスリンシグナルに反応できなくなり、究極的には血糖値が上がり始め、二型糖尿病に進行する。血糖値を体内でコントロールするしくみは本質的に崩壊してしまい、血糖値のバランスを保つためには体外から、たとえば糖尿病治療薬などを取り入れなくてはならなくなる。

私が医学関係者たちへの講義を行なうとき、四種類の食べ物を写した写真を見せる。①全粒小麦パン、②チョコバー、③精白糖大さじ一杯、④バナナ、この四つの写真を見てもらい、もっとも血糖を急増させるのはどれか、あるいは、もっともグリセミックインデックス（GI値）が高いのはどれかを考えてもらう。

GI値とは、ある食べ物を食べたあと、血糖値がどのくらい急速に上昇するのかを計測した数値だ。GI値はゼロから一〇〇までの範囲で、血糖を急速に上昇させる食べ物ほど高い値がつく。基準は純粋なグルコースで、そのGI値を一〇〇とする。

たいがい聴衆が選んだ食べ物は間違っている。

③の精白糖（GI＝六八）ではない。②のチョコバー（GI＝五五）でもないし、④のバナナ（GI＝五六）でもない。GI値がとてつもなく大きいのは①の全粒小麦パン（GI＝七一）だ。この数値は精白小麦でつくったパンと同じレベルである。全粒小麦が精白小麦よりもいいと考えるのはもうやめなければならない。

もう三〇年以上も前から、小麦はグラニュー糖より血糖値を上昇させることがわかっている。しかしどういうわけか、多くの人はそんなことはあり得ないと考えがちだ。なぜなら、直感的に間違っているように思えるからだ。とはいえ、小麦ほど血糖値を急上昇させる食品はほかにはあまりない。

重要なのは、グルテン過敏症が増える理由が、今日の加工保存食品に含まれるグルテンに異常にさらされるためばかりではないことだ。糖質をとりすぎたり炎症を促進する食べ物を摂りすぎたりする結果でもある。

環境有害物質の影響もある。こうした各要素（グルテン、糖質、炎症を促進する食べ物、環境有害物質）が組み合わさって体の中、とくに脳において最悪の状況を生み出している。

つまるところ、炭水化物は、私たちの体に害をなす成分の源なのだ。

血糖バランス、グルテン過敏症、あらゆる炎症を考えるとき、炭水化物が体や脳におよぼす影響を問題の中心に据《す》えなくてはならない。

左ページの表は、グルテン過敏症とつながりのあるおもな症状である。

私たちは炭水化物を摂取しすぎると、脂肪、つまり脳が健康のために必要としているその成分をあまり摂らなくなる。

次章では、炭水化物がどうやって脳を破壊するかを調べていこう。

グルテン過敏症が引き起こす、おもな症状一覧

この表はグルテン過敏症と関連する症状や疾患のリストだ。

グルテン過敏症かどうかを知る一番いい方法は、検査を受けることである。たとえこうした異常が見られなくても最新の検査を受けることをお勧めする（31〜34ページ参照）。

ADHD	うつ病
アルコール依存症	消化困難（腸内ガス、膨満、下痢、便秘、激しい腹痛など）
筋萎縮性側索硬化症《きんいしゆくせいそくさくこうかしよう》	心臓疾患
不安	じんましん／発疹
運動失調、平衡感覚の喪失	生殖不能
自閉症	過敏性腸症候群《かびんせいちよう》
自己免疫疾患（二、三例をあげると、糖尿病、慢性リンパ球性甲状腺炎、関節リウマチなど）	食べ物の吸収不良
骨の痛み／骨量減少／骨化石症《ほねかせきしよう》	偏頭痛
頭に霧がかかった感覚	流産
がん	吐き気／嘔吐
胸の痛み	神経障害（認知症、アルツハイマー病、統合失調症など）
絶えず病気になる	パーキンソン病
乳製品過敏症	発作／癲癇《てんかん》
成長遅延	糖質を摂りたい欲求

マヨネーズ	サラダのドレッシング
ミートボール／ミートローフ	ソーセージ
乳製品を含まないクリーム	セイタン（グルテンからつくる人工の肉。グルテンミートのこと）
オートブラン（グルテンフリーであるとの認証がなければ）	スープ
オート麦（グルテンフリーであるとの認証がなければ）	醤油と照り焼きソース
プロセスチーズ	シロップ
ローストしたナッツ	ベジタリアンバーガー
ルートビア	ウォッカ
	ウィートグラス（小麦若葉）

・その他、グルテンが含まれる製品

化粧品	プレードゥ（子供用の色つき粘土）
口紅／リップクリーム	シャンプー／コンディショナー
医薬品	ビタミン剤や栄養機能食品（ラベルを確認すること）
接着剤のついていない切手と封筒	

・グルテンが含まれているサインになる成分

アミノペプチド複合体	ヤバネオオムギ	天然香料
カラスムギ	オオムギ	フィトスフィンゴシンエキス
玄米シロップ	加水分解物	ライムギ
カラメル色素（大麦からつくられることが多い）	加水分解麦芽エキス	ダイズタンパク質
シクロデキストリン	植物タンパク質加水分解物	トコフェロール／ビタミンE
デキストリン	麦芽デキストリン	植物タンパク
穀物発酵エキス	加工デンプン	酵母エキス

グルテンを含む食べ物、含まない食べ物一覧

・グルテンを含む穀物やデンプン

大麦	グラハム粉	スペルト小麦
ブルグア小麦	カムット小麦	ライ小麦
クスクス	マッツァー（ユダヤ式のパン）	小麦
ファリーナ粉	ライ麦セモリナ	小麦の麦芽

・グルテンを含まない穀物

アマランサス	アワ	モロコシ
クズウコン	ジャガイモ	ダイズ
ソバ	キヌア	タピオカ（穀物の一種）
トウモロコシ	コメ	テフ

・グルテンが含まれる場合が多い食べ物

ベイクドビーンズ（缶詰）	揚げた野菜／天ぷら
ビール	フルーツフィリングとパウンドケーキ
ブルーチーズ	肉汁
ブイヨン／スープ（市販のもの）	ホットドッグ
パン粉をまぶした料理	アイスクリーム
シリアル	カニやベーコンなどに似せた練り食品
チョコレートミルク（市販のもの）	インスタントの暖かい飲み物
ハム、サラミ等のコールドカット	ケチャップ
代用卵	麦芽／麦芽香料
エナジーバー	麦芽ビネガー
フレーバーコーヒーや紅茶	マリネ
フライドポテト（凍らせる前に粉を振りかけることが多い）	

第3章

「炭水化物中毒」や「脂肪恐怖症」に陥っていないか

どんな食事をしても体から脂肪を取り除けはしないだろう。
というのも、脳はもっぱら脂肪だからだ。
脳がなくても見栄えはいいかもしれないが、
公職への立候補くらいしかできることはないだろう。

——ジョージ・バーナード・ショー

「グルテン」だけが悪役ではない

私は、飲食物からグルテンを一切摂らず、炭水化物の代わりに脂肪を摂ることで生活や健康状態を一変させた人たちの研究もしている。

このたった一つの食事の変化によって、うつ病が改善し、慢性疲労が回復し、二型糖尿病が快方に向かい、強迫的な行動に出なくなり、頭のモヤモヤから双極性障害（躁《そう》うつ病）にいたるまで多くの症状が治癒するのを目《ま》の当たりにしてきた。

グルテンはさておき、一般的な炭水化物が脳の健康におよぼす影響の話はまだ終わっていない。グルテンだけが唯一の悪役ではないのだ。

体が脂肪を燃焼させ、炎症を抑え、病気をはねのける体になるために、大きな要因をもう一つ考慮に入れなくてはならない。

それが、「炭水化物と脂肪の関係」だ。この章では、人間の体が低炭水化物・高脂肪の食事を本質的に求めている理由を示していく。炭水化物は、たとえグルテンを含まないものであっても、過剰に摂取すると、グルテンたっぷりの食事と同じくらいダメージを受けてしまう。その理由もご説明しよう。

皮肉にも、栄養について科学的に解明されてきて以来、むしろ私たちの健康は悪化しているように見える。

何を食べ、何を飲むのかの判断基準は、文化や伝統的な習慣を離れ、近視眼的な栄養理論に基づくようになった。しかも、そこにはさまざまな商売上の利害もからんでいる。たとえば、食料品店の売り場のすみずみまでシリアルの箱が積まれているが、一つでも多くの商品を売りつけようとしているメーカーが、あなたの健康を本当に考えているのだろうか。

★最近流行のシリアルも……

食品産業でもっとも利益の上がるビジネスの一つがシリアルだ。低価格の材料（たとえば加工した穀物）を高価な商品につくり変えられるからだ。

米国ミネアポリスにあるゼネラル・ミルズ社の研究開発部門は、シリアルテクノロジーの研究所と呼ばれている。利益率が高く、しかもロングセラーとなるような、新たなシリアルの開発をもっぱらの目標とすべく、その研究所には何百人もの科学者たちが集まっている。(1)

ほんのここ数年の間で、こんなことを見聞きしていないか。

たとえば、卵。

卵はかつては栄養豊富ないい食べ物だと思われていた。しかし、飽和脂肪酸が含まれているという理由で悪いものだと見なされた。それを知ったとき、これまで考えていた卵の健康効果はいったいどうなってしまったのか戸惑っただろう。

この章を読めばそれは解決するはずだ。なぜなら、脂肪やコレステロールを摂取しないように無理をしているあなたを救い出し、それらのおいしい成分はあなたの脳の機能を高く保ってくれることをお見せできるからだ。

私たちが脂肪を好んできたのには正当な理由がある。脳が脂肪好きだからだ。しかし残念ながらここ数十年、脂肪恐怖症、炭水化物中毒の社会へと変化してしまった。

ダイエットをウリにする企業や食料品店の広告や話題の書籍から、私たちは、低脂肪の食事、あるいは低コレステロールの食事にするべきだ、という考え方をうるさく勧められている。

確かに、特定の種類の脂肪には健康上の問題が伴う。たとえば、「トランス脂肪酸」は有害であり、明らかに慢性疾患のいくつかと結びついているという科学的確証がある。

しかし、ここで抜け落ちているメッセージは単純明快だ。私たちの体は、「いい脂肪」が与えられれば力を得るのであって、コレステロールはそのうちの一つだということだ。それに、もう一つ大事なことは、私たちは大量の炭水化物をさほどうまく処理できないということである。たとえその炭水化物がグルテンフリーで、全粒穀物で、繊維が豊富であったとしても。

興味深いことに、人間が食事として必要な炭水化物は、ほぼゼロだ。つまり、私たちは最低限の量の炭水化物で生きられる。そしてその炭水化物は必要に応じて肝臓に供給されるようになっている。

ところが脂肪はそうではない。摂らなければ生きていけないのである。残念ながら、現在は脂肪を摂取することは太ることと等しいと考える人が多い。だが実のところ、肥満は、食事による脂肪摂取とは、ほとんど無関係だ。同じことはコレステロールにも言える。高コレステロールの食べ物を口にしても実際のコレステロール値には影響は出ない。高コレステロールと心臓病のリスクの相関関係が疑われているが、これは完全に誤りだといっていい。

「脂肪を蓄積せよ」と指示する遺伝子

この本で得られることの中で、ぜひ真剣に受け止めてほしいことがある。それはあなたのゲノム、つまり遺伝子を尊重しようということだ。

脂肪（炭水化物ではない）は人間の代謝にとって好適な燃料であり、人間の進化のすべてを支えてきた。だから私たちは過去二〇〇万年にわたり、高脂肪の食事を口にしてきた。

その後、わずか一万年ほど前に農業が行なわれるようになって初めて、食料として炭水化物が豊富に供給されるようになったにすぎない。私たちはいまだに高脂肪の食事で生き抜いてきた狩猟採集民のゲノムを持っているのである。これは、食料が豊かなときには脂肪を蓄えるように、体内にそのメカニズムが組み込まれているという意味では効率的だ。

この「倹約遺伝子仮説」は、一九六二年に遺伝学者のジェームズ・ニールが初めて提示したもので、その理論によると、糖尿病にかかりやすくする遺伝子、つまり「倹約遺伝子」は人類の歴史的には好都合だったという。その遺伝子のおかげで、人間は食料が十分にあるときに太ることができた。なぜなら、ふだんは長期におよぶ食料不足におびやかされていたからだ。

その後、食べ物を手に入れやすくなる時代になって、この倹約遺伝子がもはや必要なくなったにもかかわらず、なおも活発にはたらいている。つまり、私たちに対し、決してやってこない飢饉《ききん》に備えさせているのだ。いまもあり続ける倹約遺伝子が肥満の蔓延《まんえん》を招き、それが糖尿病に密接に関係していると考えられている。

私たちの食事の大幅な変化に適応すべく、ゲノムに何らかの変化が起き、さらに倹約遺伝子の「脂肪を蓄積せよ」という指示を無視するようになるまでには、残念ながら、これから四万年から七万年はかかるだろう。

私たちの祖先は、果実が実る夏の終わりだけは別として、炭水化物に接することはなかっただろう。興味深いことに、この種の炭水化物は脂肪の生成や蓄積を増大する傾向にある。それゆえに食べ物が手に入りにくい冬でも、人類は乗り切れたのだろう。しかし、現在では一年中、三六五日、体に脂肪を蓄積するように遺伝子がシグナルを送っている。

第1章で取り上げたフラミンガム心臓研究は、総コレステロールと脳の認識能力の間に関連を見出したが、それは氷山の一角にすぎなかった。

二〇一二年秋、医学誌『アルツハイマー病ジャーナル』に、メイヨー・クリニックで行なわれた研究についての報告が掲載された。

その研究では、自分のお皿に炭水化物をたっぷりと盛る高齢者は、軽度認知障害（ＭＣＩ）の進行リスクが四倍近くであることが明らかになった。このＭＣＩは一般的にアルツハイマー病の前兆と考えられている。ＭＣＩの徴候としては、記憶、言語、思考、判断に伴う問題などがある。

まさにこの研究によって、健康的な脂肪を豊富に摂っている人は、認知機能障害になる割合がそうでない人に比べ四二パーセント低いことがわかった。また、鶏肉、牛肉や豚肉、魚などの健康的な食材からタンパク質をたくさん摂取する人の場合は、そうでない人より二一パーセントほどリスクが低いこともわかったのである。(2)

それより以前に、食事のパターンと認知症のリスクを調べる研究が行なわれ、やはり同じ結果が明らかになっていた。アルツハイマー病患者の脳と健康な人の脳における脂肪量の違いを、実際に比べた初期の研究の一つが一九九八年に発表されている。(3)この研究では、オランダの研究者たちが、アルツハイマー病の患者は脳脊髄液内の脂肪、とくにコレステロールと遊離脂肪酸の量が患者でない人に比べて著しく減っていることを発見した。これはアルツハイマー病患者がApoE4と呼ばれる欠陥遺伝子を持っているか否かにかかわらず当てはまった（この欠陥遺伝子がアルツハイマー病にかかりやすくすると言われている）。

二〇〇七年、専門誌『神経学』で、脳の機能はまったく問題のない、六五歳以上の八〇〇〇人を調べた研究成果が発表された。

この研究では参加者を四年にわたって追跡し、その間に、二八〇人ほどが認知症を発症した（その二八〇人のほとんどはアルツハイマー病だと診断された）(4)。研究者は食事の習慣のパターンを見つけるつもりで、魚の摂取に狙いを定めた。魚には脳や心臓にいい「オメガ3脂肪酸」がたくさん含まれている。魚を食べない人たちの間では、四年間の追跡期間で認知症やアルツハイマー病にかかるリスクは三七パーセントも増していた。毎日のように魚を食べる人たちの間では、病気にかかるリスクは四四パーセント減少した。

日常的にバターを食べている人の認知症やアルツハイマー病のリスクにはさしたる変化が見られなかった。

しかし、オリーブオイルやアマニ油、クルミ油など、「オメガ3脂肪酸」を豊富に含む油を日常的に食べている人たちは、そうした油を日常的には食べない人たちに比べて、六〇パーセントほど認知症にかかりにくかった。また、ふだんから「オメガ6脂肪酸」（米国の食事には多い）がたっぷり含まれた油を食べるものの、「オメガ3脂肪酸」が豊富な油や魚を口にしない人たちは、「オメガ6脂肪酸」たっぷりの油を食べない人たちよりも、二倍も認知症にかかりやすいこともわかった（これらの脂肪についてのくわしい説明は、118ページを参照）。

興味深いことに、この報告によれば、「オメガ3脂肪酸」を摂取することで、実際に「オメガ6脂肪酸」を含む油による好ましくない影響が相殺されるという。こうした結果は驚くべきもので、有益だ。

★オメガ3と6って何？――体にいいのはどれか

最近、言われているオメガ3脂肪酸やオメガ6脂肪酸とは何だろうか。概して、オメガ6脂肪酸は「悪い脂肪」に分類される。オメガ6脂肪酸は炎症反応を促進する上、これを大量に摂取すると脳疾患に結びつくことを示す証拠がある。オメガ6脂肪酸は、ベニバナ油、コーン油、キャノーラ油、ヒマワリ油、そして大豆油などの多くの植物油に含まれており、米国人の食事の中で一番の脂肪源となっている。

人類学の研究によると、狩猟採集民だった祖先は、オメガ6脂肪酸とオメガ3脂肪酸をだいたい一対一の比率で消費していた[5]。今日、私たちは進化的に見た標準よりも一〇倍から二五倍のオメガ6脂肪酸を摂取していて、健康的で脳の働きを高めるオメガ3脂肪酸の摂取は大幅に減っている。

左の表に油に含まれるオメガ6脂肪酸、オメガ3脂肪酸を列挙しておこう。

シーフードはオメガ3脂肪酸が豊富だし、牛、羊、鹿、水牛のような野生動物の肉もこの脂肪を含んでいる。しかし、動物に穀物（通常はコーンや大豆）を与えている場合、えさの中に十分なオメガ3脂肪酸が含まれないことで、その肉にもその必須栄養素が不足する。つまり、牧草で育った牛や、天然の魚を食べる必要があるのだ。

“オメガ3”がたっぷり含まれている油はどれか?

油の種類	オメガ6 脂肪酸含有率	オメガ3 脂肪酸含有率
キャノーラ	20%	9%
コーン	54%	0%
綿実	50%	0%
魚	0%	100%
アマニ	14%	57%
ピーナッツ	32%	0%
ベニバナ	75%	0%
ゴマ	42%	0%
大豆	51%	7%
ヒマワリ	65%	0%
クルミ	52%	10%

間違っていた事実——コレステロールが下がれば健康で長生きできる？

高齢者の記憶機能とコレステロール値の対照研究について米国国立衛生研究所による最近の報告がある。

この報告では結論として、簡潔明瞭に「高コレステロールは優れた記憶機能を伴う」と述べている。認知症でない人はコレステロール値が高くても記憶機能が非常に優れていたのである。

それに続き、研究者は次のように指摘した。

「八五歳をすぎた人は、とくにコレステロール値が高ければ、ますます元気だろう[6]」

パーキンソン病もコレステロール値が低いことに強く結びついている。

オランダの研究者が二〇〇六年に『米国疫学雑誌』に掲載した報告書では、「総コレステロールの血清値が高いことは、パーキンソン病のリスクの著しい減少を伴う」ことが示されている[7]。そればかりか、二〇〇八年に医学雑誌『運動障害疾患』で発表されたさらに新しい研究では、LDLコレステロール（いわゆる悪玉コレステロール）の値がとりわけ低い人たちは、パーキンソン病にかかるリスクが約三五〇パーセントも上昇することが示されたのだ[8]！

いったいなぜこんなことが起こるのか。読者のみなさんは、私が第1章でLDLコレステロールについて、「運搬体タンパクであって、必ずしも悪者ではない」と、ほのめかしておいたことを思い出されるだろう。

脳内でのＬＤＬの基本的役割は、生命をはぐくむコレステロールをとらえ、そのコレステロールが非常に重要な役割を果たすニューロンへと送ることだ。これまで見てきたように、コレステロール値が低ければ、脳の働きは悪くなる。

しかし注意が必要だ。いったんフリーラジカルがＬＤＬ分子にダメージを与えると、その分子は脳にコレステロールを運ぶことがかなり難しくなる。ＬＤＬの機能を破壊する酸化に加え、糖質もＬＤＬに結びつき、ＬＤＬの酸化を促進し、働きを悪くする。そしてそれが起こると、ＬＤＬは、星状膠細胞《せいじょうこうさいぼう》という栄養を蓄えたニューロンに入ることができない。最近一〇年の間に、新たな研究によって酸化ＬＤＬがアテローム性動脈硬化症の進行における重要な要因となっていることがわかった。したがって、私たちは、必ずしもＬＤＬ自体の値ではなく、ＬＤＬ酸化のリスクを軽減するべくあらゆる手を打つべきなのだ。

その酸化リスクの重要なカギを握るのは、グルコースの値が高いことだ。ＬＤＬは、糖分子が存在するとはるかに酸化されやすい。糖分子はＬＤＬと結びついて形を変えるからだ。このようにしてできるのが、タンパク質と糖分子間の反応の産物である「グリコシル化されたタンパク質」である、この反応に伴って、フリーラジカル産生はグリコシル化されないタンパク質と比べて五〇倍に増大する。

ＬＤＬは敵ではない。問題が起こるのは、高炭水化物の食事によって、ＬＤＬが酸化され、アテローム性動脈硬化症のリスクが増すときだ。加えて、ＬＤＬがグリコシル化された分子になればそのときは、脳細胞にコレステロールが与えられなくなり、脳の機能が低下する。

これまで私たちは、食事による脂肪のせいでコレステロールが上がり、そのために心臓疾患や脳卒中のリスクが増すと思い込まされてきた。

この考えは一九年前に行なわれた研究によって、正しくないことが証明されているにもかかわらず、なおも幅を利かせている。

一九九四年、『米国医師会雑誌』にこんな実験結果が発表された。

コレステロール値が高い（二四〇㎎／dℓ以上）高齢者と、コレステロール値が正常な（二〇〇㎎／dℓ以下）高齢者を比較するというものだ(9)。

イェール大学の研究者は、四年にわたっておよそ一〇〇〇人の被験者の総コレステロールと高比重リポタンパク（ＨＤＬ）を測定した。さらに心臓発作や不安定狭心症による入院、心臓疾患およびほかの原因での死亡率を追跡した。

その結果、二つの集団に差は見られなかった。総コレステロールが低い人たちの心臓発作や死亡の頻度は、総コレステロールが高い人たちとまさに同程度だったのである。より大人数で大規模に行なった研究結果からも、コレステロール値と心臓疾患の相関は見出せなかったのだ。(10)

このような研究を受け、フラミンガム心臓研究に携わる研究者、ジョージ・マン博士は、次のように発言している。

「脂肪やコレステロールを大量に摂取することで心臓疾患が引き起こされる、という仮説が間違っていることは何度も示されている。しかし、プライドや利益、偏見といった理由から、科学者や資金集めの企業や食品会社、それに政府機関までもが相変わらず仮説を検証し続けている。人々は今世紀最大の健康詐欺《さぎ》にあっている(11)」

コレステロール値を下げれば健康的に長生きするチャンスが得られる、などという通説ほどいい加減なものはない。

最近、信頼のおける医学専門誌『ランセット』に、オランダの研究者が平均年齢八九歳の高齢者七二四人を対象に調査を実施し、さらに一〇年間彼らの追跡も行なった研究報告が掲載された。(12)

この調査で判明したのは実に思いもかけないことだった。追跡調査の間に六四二人の被験者が亡くなったのだが、総コレステロールが三九ポイント増加すると死亡リスクは一五パーセント低下したのである。

この研究では、「高コレステロールの集団」と「低コレステロールの集団」の間で冠状動脈疾患（狭心症や心筋梗塞）による死亡のリスクに差異はまったくなかった。コレステロール降下剤を飲まされている高齢者の数を考えれば、これはにわかには信じがたい現象だ。

また、高齢者の一般的なこのほかの死因は、低コレステロールと関連することもわかった。

同研究報告は次のように述べている。

「低コレステロールの人たちに比べて、高コレステロールの人たちのがんと感染症の死亡率が著しく低かった。これは、おもに高コレステロールの人たちは、どの死因についても死亡率が低いことの説明になる」

言いかえれば、総コレステロールがとりわけ高い人たちが、がんや感染症（高齢者によく見られる致命的病気）で死亡することは、コレステロール値が低い人たちと比べると、あまりなかったのだ。さらに、コレステロールが低い集団と高い集団を比べたところ、実験期間中に死亡するリスクが、高コレステロールの人たちは何と四八パーセントも低かった。つまり、高コレステロールは延命長寿のカギになるのだ。

コレステロールが神経系全体に及ぼすよい影響に関しての研究成果で、驚くべきものの一つは、専門誌『神経学』に掲載された二〇〇八年の研究報告だろう。

この報告では、高コレステロールが筋萎縮性側索硬化症《きんいしゅくせいそくさくこうかしょう》になる機会を減らす可能性があるとしている。[13]

現在、ＡＬＳには効果的な治療法はない。ＡＬＳは、体の運動ニューロンの慢性的な変性疾患であり、発症後二年から五年で死にいたる。米国食品医薬品局は服用すればよく見積もっておよそ三カ月寿命が延びる医薬品リルテックを承認したが、とても高価な上に肝臓に有害だ。ゆえにほとんどの患者は服用したがらない。しかしフランスの研究者によるこの研究では、コレステロール比率がかなり高い患者は、低コレステロールの患者よりも平均で一年長く生きた。研究報告の著者によれば「高脂肪血症（コレステロール値が高い状態）は、ＡＬＳ患者の生存のために必要な判断材料だ。これを発見したことで、疾患の進行に対する栄養面での介入戦略の重要性に注目が集まり、また医師たちは、患者に対し脂質降下薬を用いて処置を行なうときには注意するように求められるようになる」。

脂肪についての話は脳の健康だけに限定できない。脂肪と心臓の健康についても、多くの科学文献が存在する。

二〇一〇年、『米国臨床栄養学誌』に脂肪（特に飽和脂肪酸）と心臓疾患にまつわる一般常識の背後に隠れた真実を明らかにする驚くべき研究論文が掲載された(14)。

その研究は、過去に行なわれた二一の医学的報告についてさかのぼった評価であり、五年間から二三年間までさまざまな期間の追跡を受けた、三四万人以上のデータの見直しである。

その結論は、「飽和脂肪酸を摂取することは冠状動脈性心疾患、脳卒中、心血管疾患のリスク増大とは関係ない」というものだった。

飽和脂肪の摂取がもっとも高い人と低い人を比較すると、飽和脂肪酸をもっとも摂取している集団では冠状動脈性心疾患の実際のリスクは一九パーセント低かった。この論文の著者たちはほかの研究によって、より趨勢《すうせい》になじみやすい結論（すなわち、この場合は「脂肪が心臓疾患を招く」という結論）が提示されれば大手製薬会社にとって魅力的なのは言うまでもなく、公表されやすくなるということを指摘している。

『脂質生化学入門（Lipid Biochemistry: Introduction）』の著者マイケル・ガー博士の言葉によると、「冠状動脈性心疾患を引き起こすものが何であろうと、おもに飽和脂肪酸の摂取量の多さが原因とはかぎらない(15)」。

『米国臨床栄養学誌』に、続いて公表された報告では、世界中から集まった栄養分野の先駆的な研究者たちが次のようにはっきりと表明している。

「現在、飽和脂肪酸の摂取とこうした結果（肥満、心血管疾患、がんや骨粗鬆症《こつそしょうしょう》の発生）との明白な関係はない」

研究者たちはさらに、「肥満や身体的不活性に反映されるインスリン抵抗性と、炭水化物の量と質との相互作用を研究すべきだ」と述べている。(16)

なぜ、私たちは健康な脳に栄養を与え、人生をエネルギーで満ちあふれさせてくれる食べ物を拒むようになってしまったのだろうか。

これには、食事の脂肪と心臓との関係をまず見る必要がある。とはいえ、その話は脳の健康にも直結している。

間違っていた事実――動物性脂肪が多い食事で動脈が詰まる？

これまで、バターよりもマーガリンをたくさん食べたり、「低脂肪」や「無脂肪」「コレステロールゼロ」と書かれた製品を買ってしまった経験があるのではないか。たとえそうだとしても、仕方のないことではある。私たちはみな、何がよくて、逆に何が悪いのかを教えてくれる「専門家」に頼るしかない社会に生きているからだ。

科学者たちは過去数世代にわたって人間の健康について考え続けてきた。また、人間が不調になったり病気になったりする原因についても重大な発見をしてきた。

二〇世紀に入るころには、技術や医学の発達により、社会は大きな変化を迎えようとしていた。抗生物質やワクチンが幅広く手に入り、公衆衛生サービスが一般的に利用できるまでになった。かつては平均寿命を著しく下げる原因になっていた小児病もなくなるか、少なくとも以前よりはコントロールできるようになりつつあった。都会に移住し、農業をやめる人が増えてきた。私たちの生活は、教育を受け、情報をたくさん得て、洗練されたものに変わってきた。

ところが、さまざまな点で研究が不十分だったり、まだ証明されていない情報のせいで、人はいとも簡単に惑わされ、間違った行動を続けている。たとえば、かつて医者が喫煙を是認していたときのことはいまや誰も覚えていないかもしれないが、同じような無知は食事の世界ではいまも起きている。

一九〇〇年には、米国の都市の住人は、一日平均二九〇〇カロリーを摂取しており、そのうち四〇パーセントを、等量の飽和脂肪と不飽和脂肪から得ていた（農業に従事している田舎の家族はおそらくもっと多くのカロリーを摂取している）。

当時、都会に暮らす人たちの食事はバター、卵、肉、穀物、季節のフルーツや野菜がたっぷりだった。それでも太りすぎになる人などほとんどおらず、三大死因は肺炎、結核、下痢および腸炎だった。

やがて人びとはバターの代わりに植物油を使うようになった。それがきっかけで、食品メーカーは、水素添加するプロセスを通じて油を硬化させ、バターに似せる技術を開発した。

一九五〇年までに、私たちは年間一八ポンド（約八キログラム）のバターを食べるのではなく、三ポンド（約一・三キログラム）弱の植物油を食べるようになっていた。マーガリンも、私たちの食事で急速に支持を集めていた。二〇世紀になるころには、一年で一人たった二ポンド（約〇・九キログラム）しか消費していなかったのに、二〇世紀中盤では、八ポンド（約三・六キログラム）も食べていた。


二〇世紀中ごろになって、ようやく科学者は脂肪の多い食事と脂肪の蓄積された動脈との相関関係を示そうとした。冠動脈疾患（ＣＡＤ）による死亡が増え始めたからだ。

仮説によれば、動物性の飽和脂肪は血中コレステロール値を上昇させ、コレステロールやほかの脂肪を動脈内にプラークとして堆積させるという。この理論を支持するために、ミネソタ大学の公衆衛生の研究者であるアンセル・キーズは、七カ国の人びとを調べ、食事中の脂肪から摂取するカロリーと心臓疾患による死亡についてほぼ直接的な相関関係を示した。

キーズはこのパターンに合わない国、たとえば、国民がたくさん脂肪を摂取しているのに心臓疾患にならない多くの国や、低脂肪の食事をしているにもかかわらず致命的な心臓発作の発生率が高い国などは無視した。日本人は、食事の全カロリーのうちのわずか一〇パーセントが脂肪に由来するもので、CADによる死亡率がもっとも低く、一〇〇〇人に一人にもならない。一方、米国はCADによる死亡率がもっとも高く、一〇〇〇人に七人の割合であり、カロリーの四〇パーセントを脂肪から摂取していた[17]。

こうしたパターンは、脂肪はやっかいで心臓疾患の原因となるのだという考え方を示しているように見えるだろう。このとき科学者はこうした数字では全体像が見えていないことにほとんど気づいていなかった。

しかし、この誤った考え方が、その後数十年も尾を引いていたのは、研究者がさらなる証拠を探したからだ。

その中に先にもあげたフラミンガム心臓研究も含まれており、この研究によって、コレステロール値の高い人はCADだと診断され、それによって命を落とす傾向にあるというのだ。

一九五六年から、米国心臓協会は「賢明な食事」の推奨を始めた。

この食事では、バター、ラード、卵、ビーフを、マーガリン、コーン油、チキン、冷たいシリアルに置き換えるよう求めている。そして一九七〇年代までにこの脂質仮説は広く認知されていった。この仮説の核心は、コレステロールは冠動脈疾患を引き起こすという断固とした主張だった。

これは当然、米国政府も動かした。そして一九七七年に米国上院の栄養および人間ニーズに関する特別委員会が「米国の食事目標」を発表するにいたった。

この目標では脂肪の摂取を減らし、高コレステロールの食べ物を避け、「動脈を詰まらせる」飽和脂肪は、とくに悪とみなされた。

肉、牛乳、卵、バター、チーズ、ココナッツオイルやヤシ油のような熱帯産の食物油も悪いグループに組み込まれた。

こうしたとらえ方は、製薬業界に脂質降下の医薬品に力を入れる下地をつくった。同時に保健当局は、目下の悪者である脂肪を、炭水化物や加工された多価不飽和脂肪の植物油（大豆油、コーン油、綿実油、キャノーラ油、ピーナッツ油、ベニバナ油、ヒマワリ油など）に替えることを人々に勧めるようになった。

ファストフードのレストランは一九八〇年代中ごろからビーフの脂肪とヤシ油を、部分的に水素添加した植物油（トランス脂肪）に替えることにした。米国農務省（ＵＳＤＡ）が相変わらず「脂肪は悪い」「炭水化物はいい」という考えを伝えたばかりに、人びとは、どのように、そしてどんな種類の脂肪なら、健康的な範囲なのかと右往左往している。[18]

ドナルド・W・ミラー博士は心臓外科医であり、ワシントン大学の外科医学教授も務めている。二〇一〇年に出版した『低炭水化物、高飽和脂肪の食事による健康上の利点』という論評で、博士は次のように説明している。(19)

「六〇年に及んだ、『低脂肪・高炭水化物』の食事の時代は終わるだろう。そうなるのは、炭水化物を多く摂りすぎるゆえの健康への破壊的影響がもっと広く認知され、飽和脂肪の健康上の利点がもっとよく認められるときだろう」

実際、最近三〇年間では、「低脂肪、低コレステロールの食事」によって血清コレステロールを下げれば、心臓発作や死亡率を下げることを明確に示す研究は発表されていない。

一九六八年にまでさかのぼれば、「低脂肪食」を理想とする考え方をきっぱりと否定する研究がある。同年、国際アテローム性動脈硬化症プロジェクトでは一四の国で二万二〇〇〇もの遺体を調べた。すると、大量の動物性脂肪を含む食品を食べていたか、ほぼ菜食主義の食事をしていたかは問題ではなく、心臓疾患の割合が高い集団においても、心臓疾患がごく少ないかまったくない集団においても、動脈のプラークの発生は同じだということを発見した。(20) つまり、動脈壁が厚くなるのは、回避できない老化のプロセスで、必ずしも心臓疾患と相関があるわけではないのである。

では、飽和脂肪を口にすることが心臓疾患の原因ではないならば、何が原因なのか。

まず、こうした状況について、脳という観点から見てみよう。それから心臓の話に戻ることにする。

「異常なほどの炭水化物好き」に陥っている人びと

すでにくわしく説明したとおり、穀物や炭水化物が脳を燃やし、炎症を起こす原因の一つは、血糖の上昇だ。

血糖の上昇は脳に対して直接に悪い影響をもたらし、脳では炎症カスケード（「カスケード」とは「滝」の意）が始まる。

最新の科学では、人間の神経伝達物質まで解明されている。神経伝達物質は人間の気分や脳の主要な調整因子で、血糖が上昇するとただちに、神経伝達物質であるセロトニン、エピネフリン、γ《ガンマ》-アミノ酪酸（GABA）、ドーパミンが減少する。同時に、神経伝達物質（とほかの数百の物質）を生成するのに必要となるビタミンB複合体は使い尽くされる。マグネシウム値も、やはり減少し、これによって神経系と肝臓の機能に支障が出ることになる。

加えて、高血糖が引き金となって「糖化反応」と呼ばれる反応が起こる。これについては次章でくわしく探る。ごく簡単に言うと、糖化反応は生物学的プロセスで、それによってグルコース、タンパク質、特定の脂肪が結合し、脳にあるものを含めて組織や細胞は柔軟性がなくなり、硬くなっていく。

とりわけ、糖分子と脳のタンパク質は結びついてまったく新しい構造をつくり出す。この構造は、脳および脳の機能の退化に大きく影響する。脳はグルコースの糖化反応による破壊に極めて弱く、グルテンなどの強力な抗原がダメージを促進するとき、ますます悪化する。神経学的に言うと、糖化反応は重要な脳組織の萎縮《いしゅく》を招く。


甘い飲み物だけではなく、穀物を主原料とする食べ物のせいで、私たちの食事には炭水化物による大量のカロリーが含まれている。

パスタ、クッキー、ケーキ、ベーグル、あるいは健康にいいらしい「全粒穀物」のパンのどれであっても、あなたがいつも口にしている大量の炭水化物は、脳の健康や機能にとって、あまり役に立たない。

もしもこのリストに、ほかの炭水化物の食べ物（ポテト、コーン、フルーツ、米など）を加えるなら「異常なほどの炭水化物好き」だと言われても何らおかしくないだろう。そうなれば、代謝機能障害や糖尿病が蔓延《まんえん》していても驚くことはない。

たくさんの炭水化物の摂取と糖尿病の関係を裏づけるデータは明白だ（137ページ参照）。一九九四年に米国糖尿病学会が米国民に対し、カロリーの六〇～七〇パーセントを炭水化物から摂取するように勧めて以降、糖尿病の割合が爆発的に増加したことはここで強調しておく。実際、この国の糖尿病患者数は一九九七年から二〇〇七年の間に倍増しているのだ。[21]

さらに、一九八一年から二〇一一年にかけての急速な上昇を見てほしい。この間、糖尿病と診断された米国人の数は三倍を超えた。

この事実がなぜ危機的かと言うと、すでに述べたように、糖尿病になるとアルツハイマー病にかかるリスクが二倍になるということだ。「前糖尿病」になると血糖の問題が見え始め、それに伴って脳の機能低下や記憶中枢の萎縮が起こる。これは本格的なアルツハイマー病のリスク因子でもある。

糖尿病と認知症のこの結びつきが、なぜもっと以前に解明されなかったのか。

点と点を結び、また結論を導くための実験に時間がかかりすぎたことは否めない。

この結びつきから生じる当然の疑問も解明されてきた。

糖尿病はどのように認知症に関与するのかという疑問だ。

まず、インスリン抵抗性があれば、体内では、脳疾患を伴う脳のプラークを形成するタンパク質（アミロイド）を分解できないだろう。

次に、高血糖によって、体を傷つける脅威的な生体反応が引き起こされる。その方法は、細胞にダメージを与える、特定の含酸素《がんさんそ》分子《ぶんし》を生成し、結果として（脳以外は言うまでもなく）脳内の血管を硬化させ狭窄《きょうさく》させる炎症を引き起こすという具合だ。この症状は、アテローム性動脈硬化症として知られているもので、血管性認知症につながる。この血管性認知症は血管の閉塞や発作で脳細胞が死ぬと発症する。アテローム性動脈硬化症は心臓と関連して考えられる傾向にあるが、脳も同じように動脈内膜の変化による影響を受けるのだ。

二〇〇四年、オーストラリアの研究者たちは論文ではっきりと次のように述べた。「いままでは、アテローム性動脈硬化症は、動脈内膜での脂質やタンパク質の酸化を特徴とする酸化ストレスが増大した状態を示しているというコンセンサスがある(22)」

加えて、そういった酸化は炎症に対する反応だということも指摘した。

とりわけ心配な発見は二〇一一年に日本人研究者たちによって行なわれたものだ。

そのとき、研究者たちは六〇歳以上の男女一〇〇〇人を調べ、「糖尿病をわずらう人たちはほかの被験者と比べて、一五年以内にアルツハイマー病を発症する可能性が二倍であり、また

アメリカ人に糖尿病患者が急増したのは……

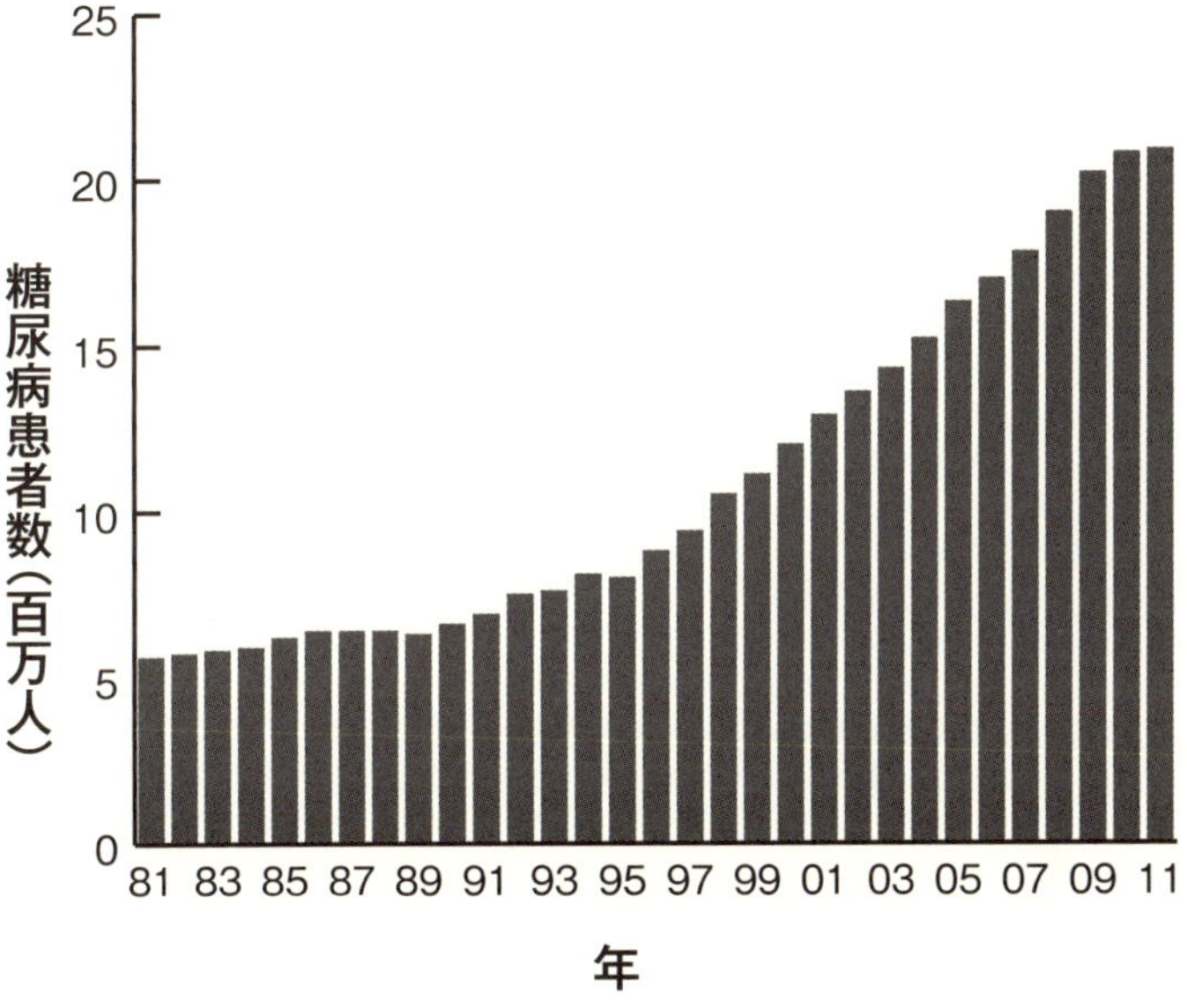

1994年に米国糖尿病学会と米国心臓協会は、
高炭水化物、低脂肪の食事を推奨。
それ以来、糖尿病（および肥満）になる人が急増している……！

何らかの認知症を発症する可能性も一・七五倍である」ことを見出した[23]。

この結びつきは、たとえば年齢、性別、血圧、ＢＭＩ値など糖尿病と認知症のリスクに関連するいくつかの因子を考慮してもなお変わらなかった。現在、研究者たちは、血糖をコントロールし、二型糖尿病のリスク因子を減らすことで、どのように認知症のリスクも軽減させることができるのかについて検証している。


「炭水化物」がいかにやっかいかということと、「脂肪」の利点を存分に理解するには、生物学の基礎をいくらか知っておくといい。

体内では、食事に含まれる炭水化物（糖質、デンプンなど）がグルコースに変換される。この変換が行なわれると、すい臓に対し、血中にインスリンを分泌するように指令が出る。インスリンはグルコースを細胞内に送り込み、グリコーゲンとして肝臓や筋肉に蓄積させる。

また、おもに体内での脂肪蓄積を促進し、肝臓や筋肉にこれ以上のグリコーゲンが蓄積できなくなると、体脂肪に合成する。

食事で得た脂肪ではなく、炭水化物が体重増加の一番の原因なのだ。

考えてもみよう。多くの畜産農家が家畜に脂肪やタンパク質ではなく、コーンや穀物のような炭水化物を与え、太らせて出荷しているのだ。たとえば、穀物を与えた牛のステーキと牧草を与えたステーキを比べてみれば違いはわかる。これで低炭水化物の食事によって、体重が減ることの説明がつく。

さらには、低炭水化物の食事が糖尿病患者の血糖値を下げ、インスリン感受性を改善させる。実際、炭水化物を脂肪に置き換える方法が、「二型の糖尿病」の処置として勧められるようになりつつある。

いつも炭水化物をたっぷり食べていれば、その結果、インスリン値は上がり続け、体脂肪を燃料として消耗しない（完全に止まるとまではいかなくても）。

体は炭水化物からつくられるグルコースに燃料を依存し続け、グルコースも使い切るかもしれない。しかしインスリン値が高いために、本来は燃料として利用可能な脂肪は蓄積されたままで、なおも苦しい思いをする。要するに、炭水化物の成分を含む食事のせいで肉体は飢餓状態なのだ。だから多くの肥満体の人たちは炭水化物を食べ続け、体重が減らない。彼らのインスリン値のために、体脂肪を蓄え続けるのだ。

脳も体も食事からの「脂肪」を必要としている

食事による脂肪の話に移ろう。

脂肪はこれまでもそして現在も、私たちの栄養の基本的な柱だ。人間の脳は七〇パーセント以上が脂肪で構成されているというだけではなく、脂肪は免疫系を調整するのに極めて重要な役割を果たしている。

加えて特定のビタミン、とくに、ビタミンA、D、E、Kを体に適切に吸収するためには脂肪が必要となる。だから、食事による脂肪はこうした「脂溶性の」ビタミンを運ぶために欠かせないのだ。これらのビタミンは水には溶けないので、脂肪と合わせなければ小腸から吸収されない。このように生きるために極めて重要なビタミンが、完全には吸収しきれずに不足することは深刻で、何よりも脳の病気につながる可能性がある。

たとえば、ビタミンKが不足すると、傷ができても凝血《ぎょうけつ》しなくなり、出血が止まらない（もしも脳でそれが起こるとどうだろうか）。また、ビタミンKは脳と眼の健康にも寄与し、加齢に伴う認知症や黄斑《おうはん》変性のリスクを軽減する一助となる（そして食事によって食べる脂肪は黄斑変性にはいいのだ）。

十分なビタミンAが摂取できないと、あなたの脳はうまく機能しないだろう。失明したり、感染症に対して極端に弱くなったりするだろう。

ビタミンDの不足は、統合失調症、アルツハイマー病、パーキンソン病、うつ病などの慢性疾患、それに「一型糖尿病」のような自己免疫疾患などへかかりやすくなることが知られている。

現在、一般的には、総脂肪摂取量をカロリーのせいぜい二〇パーセントに制限すべき（さらに、飽和脂肪に関しては、一〇パーセント未満にすべき）だと言われている。そしてそれは現実的になかなか実行できない（でも安心してほしい。それは間違った助言だからだ。私のプログラムでは、脂肪のグラム数を数えたり、全体のパーセンテージを気にしたりする必要はない）。

ところが、マーガリンや加工食品に含まれる、合成トランス脂肪は有毒である一方で、現在では多価不飽和脂肪（アボカド、オリーブ、ナッツに含まれる）は健康にいいとわかっている。また、冷水魚（サケなど）や植物（アマニなど）に含まれる多価不飽和脂肪「オメガ3脂肪酸」は「いい」と見なされている。

しかし、肉や卵の黄身、チーズ、バターに含まれるような自然由来の飽和脂肪はどうなのか。これまでは、飽和脂肪は評判が悪かった。ほとんどの人は、どうしてこういった脂肪は健康のためによくないのかと考えてみることすらしない。悪いと決めてかかっているだけだ。

しかし、実際には違う。私たちには飽和脂肪が必要で、体は自然の中にある飽和脂肪の源を大量に摂取するように設計されている。

あなたの体のすべての細胞は飽和脂肪を必要としている。細胞膜の五〇パーセントが飽和脂肪だからだ。

飽和脂肪はまた、肺、心臓、骨、肝臓、免疫系の役にも立っている。肺では、ある特定の飽和脂肪（一六パルミチン酸）が肺サーファクタント（肺の表面をおおう物質）をつくり、表面張力を弱めるので、肺胞（吸気から酸素を取り入れ、それを血流に取り込ませる小さな空気の嚢《ふくろ》）がふくらむ。このサーファクタントがないと、肺胞の内側の水分によって肺胞がくっついてしまって肺がふくらまなくなる。肺サーファクタントが正常であれば、ぜん息や呼吸障害を回避できる。

心筋細胞は栄養物としてある種の飽和脂肪を好み、骨は効率的にカルシウムを吸収するために飽和脂肪を必要とする。

飽和脂肪の助けを借りて、肝臓は脂肪を取り除き、アルコールや医薬品の成分も含め、毒素による悪影響からあなたを守る。免疫系の白血球が、侵入しようとする病原菌を識別して破壊したり、また腫瘍と闘うことができるのも、部分的にはバターやココナッツオイルなどに含まれる脂肪のおかげなのだ。

内分泌系でさえ、インスリンなどの特定のホルモンを生成しなさい、と伝えるのに飽和脂肪に頼っている。

それから、飽和脂肪は、脳に「満腹だから食卓を離れていい」と知らせてもくれる。現に赤ん坊が飲んで育つ母乳中の脂肪の五四パーセントを飽和脂肪は占めている。

ここまでの説明は飽和脂肪が生きていく上でいかに必要かを強調するためのものだ。こうしたいい脂肪がどこにあるのか（そして悪い脂肪はどこに潜んでいるのか）を、すべて示したリストは119ページをご覧いただきたい。

脳の重さの5分の1はコレステロールである

検診などでコレステロール値を調べたことがあるだろう。

おそらくはＨＤＬ（高比重リポタンパク）やＬＤＬ（低比重リポタンパク）がそれぞれ別の二つのカテゴリ、つまり「いい」ものと「悪い」ものに分けてあったはずだ。コレステロールに対するこれら二つの分類についてもすでに触れた。ＨＤＬとＬＤＬはコレステロールと脂肪を入れる別々の二つの入れ物を示しており、それぞれ体内で異なる役割を果たしている。

そのほかのリポタンパク質として、ＶＬＤＬ（超低比重リポタンパク）やＩＤＬ（中間比重リポタンパク）なども存在する。

そしてすでに概要は述べているが、コレステロールはどの「種類」であっても、これまで思い込んできたほどやっかいなものではない。

最近では、コレステロールの生物学的（とくに脳の健康にとっての）価値に関する研究が進み、このパズルのピースがどのように合わさって筋道の通った話になるのかもわかってきている。

これまで見てきたように、病気になった脳には脂肪もコレステロールもひどく不足していることや、年齢を重ねてからの総コレステロール値の高さが、長寿化に関連していることが最近の科学で発見されつつある。[24]

脳の重さは体全体のわずか二パーセントにすぎないが、総コレステロールの二五パーセントは脳にあり、脳の機能と発達を支えている。脳の重さの五分の一はコレステロールなのだ！

コレステロールは、細胞を覆う膜を形成し、細胞膜の透過性を維持しながら細胞の「防水加工」状態を保つ。だから細胞の内と外で異なる化学反応が起こるのだ。

脳内での新たなシナプスの成長はコレステロールに依存していることを、私たちは究明した。

コレステロールは、電気信号がシナプス間をすんなり飛び越えられるように細胞膜と細胞膜の間をつないでいる。コレステロールはニューロンを取り巻いているミエリンの極めて重要な成分でもあり、ミエリンのおかげで情報の早期伝達が可能になる。メッセージを伝達できないニューロンは役に立たず、値打ちのないものとして捨て去られる。その残骸が脳疾患の特徴だ。要するに、コレステロールは脳が適切にコミュニケーションを取り、機能するための進行役としてふるまっているのである。

さらに、脳内のコレステロールは強力な抗酸化物質としても働く。フリーラジカルによるダメージから脳を守るのだ。コレステロールは、エストロゲンやアンドロゲンのようなステロイドホルモン、およびビタミンDという極めて重要な脂溶性の抗酸化物質の前駆体だ。

ビタミンDも強力な抗炎症剤であり、生命を脅かす疾患につながる感染性病原体を体から取り除いてくれる。ビタミンDは実際にはビタミンではなく、むしろ、体内でのステロイド、あるいはホルモンのようにふるまう。

直接的にコレステロールからつくられないことを考えれば、パーキンソン病やアルツハイマー病、多発性硬化症のようなさまざまな神経変性疾患の患者は、ビタミンDの値が低いと聞いても驚かない。私たちは年齢を重ねると、一般的に体内のコレステロール値は自然と上昇する。これがよいことなのは、加齢によってつくられるフリーラジカルも増すからだ。コレステロールはこうしたフリーラジカルに対し一定レベルの保護機能を果たしてくれる。

脳だけではなく、コレステロールは人間の健康と生理機能において、ほかにも重要な役割を担っている。

胆汁塩は、胆のうによって分泌され、脂肪の消化、ビタミンA、D、Kなどの脂溶性ビタミンの吸収に必要なもので、コレステロールでできている。それゆえに、コレステロール値が低いと、脂肪の消化能力が弱くなる。

また、体の電解質バランスも危うくなるだろう。というのも、コレステロールはその繊細なバランスの維持に一役買っているからだ。実のところ、体にとってコレステロールは重要なサポーターなのだ。

では、こうしたことは、食事にとっては何を意味するのだろうか。

何年にもわたって私たちは「低コレステロールの食べ物」に注目するように言われてきた。しかし、卵のようにコレステロール豊富な食べ物は非常に有益だし、「脳にいい食べ物」と考えるべきだ。私たちは二〇〇万年以上もコレステロール豊富な食べ物を口にしてきたのだ。

もうおわかりだろうが、脳機能や健康の低下に関して、本当の犯人はグリセミックインデックス（102ページ）の高い食べ物だ。この値は基本的に炭水化物において高い。

通説の中で私が誤りを暴こうとしているものの一つは、脳が燃料としてグルコースを好むという間違った見解だ。これは当たらずとも遠からずで、脳はむしろ上手に脂肪を利用することができる器官だ。つまり脂肪は脳の「パワフルな燃料」と考えられるのだ。

このために、私たちはあらゆる種類の神経変性疾患に対する治療として、脂肪を活かした食事を利用していく（第6章で、脳が燃料として脂肪をどのように得るのか、そしてこれが健康にとって、いかにいい食事かをくわしく説明する）。

脂肪、とくにコレステロールに私が注目している理由の一部は、こうした成分が脳の健康に関係するものをすべて有しているからだけではない。

私たちが脂肪やコレステロールを「悪しきもの」と決めつける社会に生き、巨大な製薬業界が世間に広めている情報が大嘘であることをはっきり伝えたいのだ。その虚偽の多くが、私たちの健康を破壊している。

この事実を理解するために、ある問題点を見てみよう。「スタチン」という薬の普及についてだ。

コレステロール低下薬「スタチン」が何を引き起こしているか

コレステロールが脳の健康にとってどれだけ重要なのかを説明してきた。次に、私や同じ分野の多くの人たちは、「スタチン」という薬が脳疾患や機能障害を引き起こしたり、悪化させたりするかもしれないということを考えるようになった。

スタチンとは、コレステロール値を下げるために何百万人ものアメリカ人に処方されてきた効果絶大な薬だ。

記憶機能障害はスタチンの副作用として知られている。

デュアン・グラヴリーヌ博士は、NASAの宇宙飛行士のドクターを務めていたことがあり「宇宙ドクター」というニックネームを持っている。

彼は長い間、スタチンの使用に強く反対していた。かつて記憶をすっかり失った経験があり、それは時折服用していたスタチンのせいだと確信していたからだ。博士は記憶喪失の経験以来、世界中の人たちから副作用の証拠を集め続けてきた。現在ではその件についての三冊の書籍を執筆しており、その中でもとくに知られているのが『リピトール、記憶泥棒（Lipitor, Thief of Memory）』だ。[25]

スタチン系薬剤を服用する女性における二型糖尿病のリスク

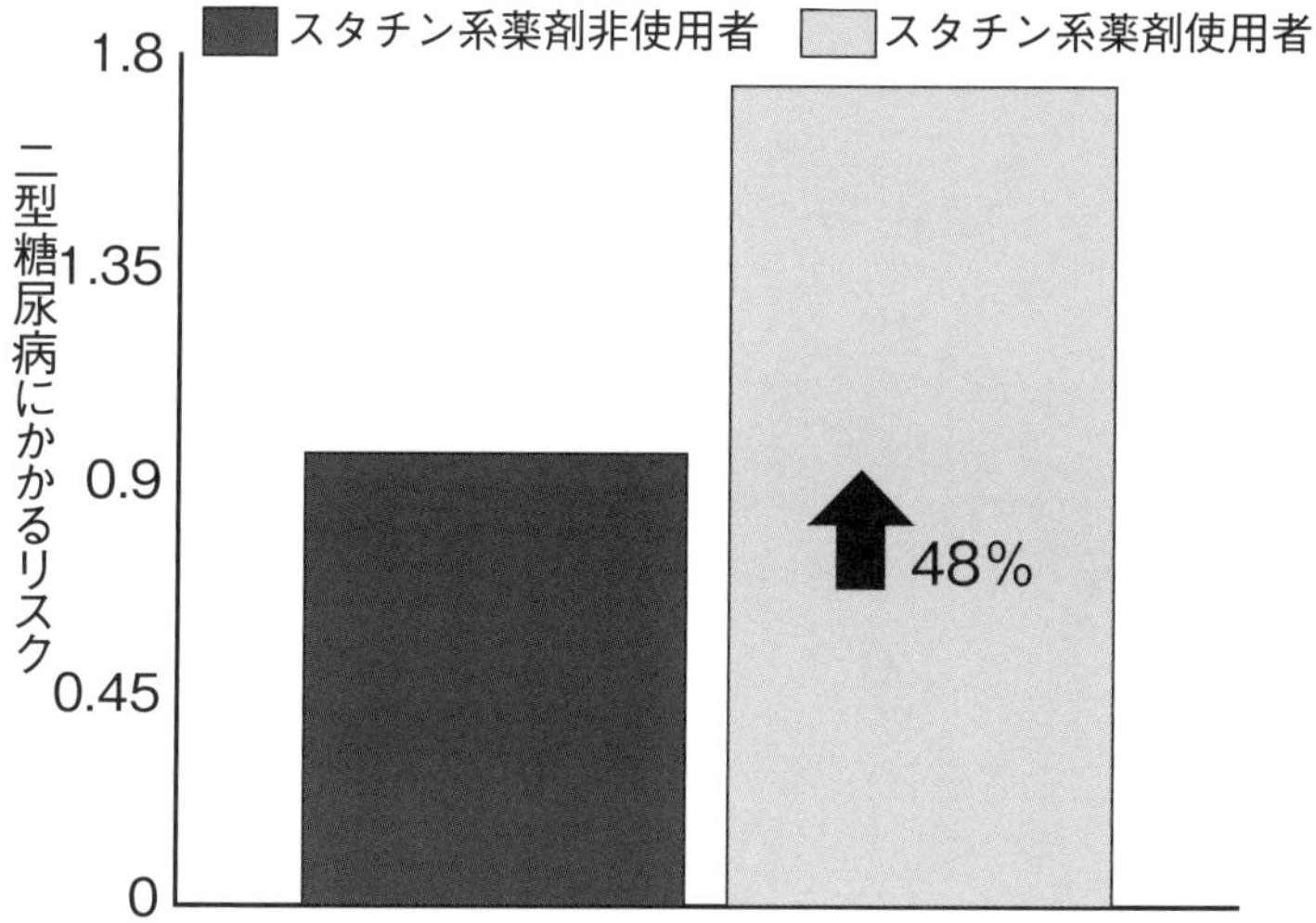

二〇一二年の二月、米国食品医薬品局は、スタチン系薬剤が記憶の喪失や錯乱のような認知面での副作用を引き起こし得ることを示唆《しさ》する見解を発表した。米国医師会が実施し、二〇一二年一月の『アーカイブス　オブ　インターナル　メディシン』に発表した最近の研究によると、驚いたことにスタチン系薬剤を服用する女性の間では、糖尿病のリスクが四八パーセントも増えたのだ。この実験には、六万人を超える閉経後の女性たちが参加した。したがって、研究の意義と重大性は無視できない。

　二型糖尿病はアルツハイマー病の強力なリスク因子だとすれば、スタチン系薬剤と、認知低下あるいは認知機能障害の関係は確実に理解しやすくなる。

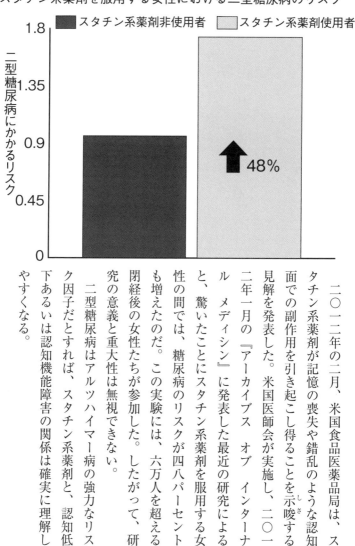

ステファニー・セネフ博士はMITコンピュータ科学・人工知能研究所の上級研究科学者であり、最近になって薬と食事が健康や栄養に及ぼす影響に関心を持ち始めた。

そして二〇〇九年に、低脂肪の食事とスタチンがアルツハイマー病を引き起こす原因となる、という説得力のある論文を執筆した。[26] この論文の中でセネフ博士は、スタチンの副作用を詳述し、スタチンが存在すると脳がどれほど苦しむのか、極めて印象深く描き出している。また、最新の科学とほかの分野の専門家から得た情報をまとめている。

スタチンが脳の機能障害を促進してしまうおもな理由の一つは、肝臓のコレステロールを合成する能力がスタチンによって抑えられてしまうことだ。結果として、血中のLDL値は著しく低下する。

先に述べたように、コレステロールは脳内で重要な役割を果たし、ニューロン間の電気信号伝達を可能にし、新しい脳細胞の成長をうながす。皮肉なことに、スタチンを製造する業界では、製品を宣伝するにあたって、脳内および肝臓でのコレステロール合成をはばむと言っていたのだが。

アイオワ州立大学で生物物理学教授を務めるイエロン＝キュン・シン博士は、コレステロールが神経回路網の中でどのように機能するかについての、非常に著名な学者だ。

博士はインタビューの中で『サイエンス・デイリー』誌のレポーターに対し、こう述べた(27)。

「もし、脳からコレステロールを取り除いてしまったら、神経伝達物質を放出するしくみに直接影響する。神経伝達物質はデータの処理や記憶機能を左右する。言いかえれば、あなたがいかにかしこくて、いかに物事をよく覚えているか、にだ。

肝臓でのコレステロール合成のしくみを攻撃する薬によってコレステロールを下げようとすると、その薬は脳にも作用する。そしてコレステロール合成を抑制する。しかし、脳にとってコレステロールは絶対に欠かせないものだ。

私たちの研究によって、コレステロールと神経伝達物質の放出には直接的なつながりがあることが明らかになっている。そして細胞の中で起こっていることのしくみについてもよくわかっている。コレステロールはタンパク質の形を変え、思考と記憶を刺激するのだ」

認知症やアルツハイマー病に見舞われるリスクを抱えた二万六〇〇〇人以上が服用してきたスタチン系薬剤について、二つの重要な研究が二〇〇一年に完了した。

そして二〇〇九年にその最新の論評が発表された。その論評によると、スタチンではアルツハイマー病を防ぐことができず、それまでの考えは間違っていることが判明した。

論文の筆頭著者であるバーナデッド・マクギネスによる次のような発言が『サイエンス・デ

イリー』誌に引用されている。「結果として、血管疾患のリスクがある人に、年齢を重ねてからスタチンを投与しても認知症は防げないことがわかる」[28]。

カリフォルニア大学ロサンゼルス校の研究者、ベアトリス・ゴロムは、結果についてコメントをするように求められ、「予防薬としてのスタチンについて言えば、症例の中には、認知能力がスタチンによって、不都合な影響を受けている個々の事例がある」[29]と答えている。

さらにゴロムはさまざまな研究によってスタチンが認知能力によくない影響を与えるか、どちらともいえないかであることをつけ加えている。逆に、肯定的な結果を示せた実験はいまのところないことにも触れている。

スタチンがコレステロールに直接に与える影響以外に、スタチンは脂肪酸と抗酸化物質の供給に間接的な影響をもたらす。

ＬＤＬ粒子に含まれるコレステロールの量を減らすだけではなく、ＬＤＬ粒子の数自体も減らすのだ。したがって、コレステロールを使い果たすのに加えて、脳にとって利用可能な秘蔵の脂肪酸や抗酸化物質も制限してしまう。これらの脂肪酸と抗酸化物質は、ＬＤＬ粒子に運び込まれるものでもある。脳はうまく機能するために、これら三つの物質に依存している。[30]

スタチンがアルツハイマー病に関与しているかもしれないもう一つの可能性は、前述のセネフ博士が見事に説明しているように[31]、細胞がコエンザイムＱ一〇という、体中に見られるビタミンのような物質をつくる能力を無力化するというものがある。

体の中でコエンザイムＱ一〇は抗酸化物質として、また、細胞のためのエネルギーをつくり出す際に、重要な役割を果たす。

コエンザイムＱ一〇の代謝経路は、コレステロールと同じなので、スタチンによって合成が妨げられると、体と脳でコエンザイムＱ一〇が不足する。疲れや息切れ、可動性やバランスの問題、筋肉痛、衰弱、消耗症などのスタチンに対してあげられる副作用の一部は、筋肉中のコエンザイムＱ一〇の不足やエネルギー生成能力の低減にかかわっている。

一方、スタチンにひどく反応した経験のある人は、骨格筋の深刻なダメージに苦しむ。コエンザイムＱ一〇の欠乏はまた、心臓麻痺、高血圧、パーキンソン病とも結びつく。こうしたすべての影響を考えると、コエンザイムＱ一〇がアルツハイマー病に対する治療に使われてきたのは、理にかなっているだろう。

最終的に、スタチンはビタミンＤにも間接的な影響をもたらし得る。

体は太陽からの紫外線にさらされることで、肌の中のコレステロールをもとにビタミンＤを生成する。ビタミンDの化学式は、コレステロールの式と簡単には見分けられない。ほぼ同じだからだ。

「LDL値を人為的に低く抑えてしまえば、体はコレステロールが枯渇したとき、適量を補給して肌の中の蓄積分を補うことができなくなるだろう。このことがビタミンD不足につながり、それが米国中で広く問題となっているのだ[32]」

ビタミンD不足は、骨が弱くなってもろくなり、はては骨軟化症になるリスクを高めるだけではない。糖尿病やうつ病、心血管疾患などの、認知症のリスクを高めることにつながる。もしも、脳が適切な発達と機能のためにビタミンDを必要としないというなら、ビタミンD受容体も点在してはいないはずだ。

スタチンの利点には疑問の余地があり、おもな研究ではスタチンがどのようにして体を病気から保護するのかについて明らかにできていない。

数多くの研究で冠動脈性心疾患の死亡率の低減にスタチンがもたらすよい影響が指摘されている。しかし新たな研究によれば、そうした結果はスタチンのコレステロール低減作用とはほぼ関係なく、むしろ、疾患の主因である炎症をスタチンが抑制していることの表われなのだという。

しかし、だからと言って、スタチンを服用することにメリットがあるとは言えない。よくない副作用のリスクが大きすぎる。心臓疾患のリスクが高くないけれどほかの病気のリスクが高い人は、スタチンを服用すると自らを危険にさらすことになるだろう。

一九九〇年代の中ごろの研究によって、スタチンと、消化困難からぜん息、無気力、すい臓の炎症、肝臓へのダメージにいたるまでのつながりもさることながら、特定のがんのリスクも増すことがわかっている[33]。

二〇一〇年一月に『米国心臓病学会誌』に発表された実験により、スタチン系薬剤は死亡するリスクが高まることが判明した。

イスラエルの研究者は心臓麻痺と診断されたおよそ三〇〇人の大人を、平均三・七年間追跡した。症例によっては、追跡は一一・五年に及んだ。スタチン系薬剤を服用し、低比重リポタンパク（ＬＤＬ）の値が低かった人の死亡率が一番高かった。逆に、コレステロール値が高い人たちは死亡リスクが低かった[34]。

食事からコレステロールを摂る必要性

炭水化物の摂取を本当に必要な量だけに限定し（くわしくは第9章に）、おいしい脂肪とタンパク質で穴埋めできれば、文字どおり、遺伝子のプログラムを組み直し、生まれたときに持っていた自然な状態に体をリセットできる。

これこそ、あなたにとって「頭の回転がよく、脂肪も燃やせる」状態だ。

血中コレステロールの検査をすると出てくる数値は、実際のところ七五〜八〇パーセントはあなたの体がつくり出したものに由来していて、必ずしも食べたものが反映されているわけではない。

コレステロールの高い食べ物は、体がつくるコレステロールを減らしている。私たちはみな一日に二〇〇〇グラムものコレステロールをつくり出すが、それはどうしても必要だからだ。

これはしかも食事で摂る分の数倍に値する。

しかし、この驚くべき能力があるにもかかわらず、食事からコレステロールを摂取するのはやはり重要なのである。

人間の体は、内部でコレステロールをつくるよりも、食べ物からのコレステロールを摂るのを好むのだ。内部でつくるのは複雑で何段階にも及ぶ生物学的プロセスを経なければならず、肝臓に負担がかかる。

では、現在、多くの人が誤って実践しているように、コレステロールの摂取を制限したら何が起こるだろうか。

体は危機（飢餓）を示す警告を発する。肝臓はこの信号を感じてＨＭＧ－ＣｏＡ還元酵素と呼ばれる酵素をつくり出す。この酵素のおかげで、食事に含まれる炭水化物を使用して不足を補い、コレステロールを余分につくり出せるのだ（これはスタチンが対象にするのと同じ酵素だ）。

炭水化物を摂りすぎると、コレステロール摂取を減らしても、体内ではコレステロールが絶え間なく過剰生産されるのだ。

この体内の異常事態を収めるただ一つの方法は、食事から適量のコレステロールを摂取し、炭水化物を摂らないことに尽きる。これによって高コレステロールの患者は、コレステロール豊富なおいしい食事を楽しみながら、薬を使わずに正常な値に戻っていく。

★悪者あつかいの「コレステロール」――真実は？

コレステロールは冠動脈性心疾患に、ちょっとしたかかわりしか持たず、心臓発作のリスクの予測因子としても極めて小さい。

心臓発作のため入院した全患者の半数以上は、コレステロール値が「正常」範囲なのだ。コレステロール値を精力的に下げると、心臓発作のリスクも大幅に低減するだろうという考えは、いまや完全に、そしてきっぱりと論破された。

心臓発作に関して軽減可能なリスク因子としてもっとも重要なのは、喫煙、アルコール過剰摂取、有酸素運動の不足、体重過多、高炭水化物の食事などがある。

コレステロール値が、たとえば二四〇㎎／dℓ以上の患者を診るとき、彼らが一般医からコレステロール値降下薬の処方箋を受けているであろうことはほぼ既定の事実だが、この処置はすべてが間違っている。

これまで述べてきたように、コレステロールは人間の生理機能にとって、とくに脳の健康と関係しているがゆえに、重要な化学物質の一つだ。

人の健康状態を判断する際に調べるべきは、ヘモグロビンA１ｃであって、コレステロール値ではない。高コレステロールだけを脅威だと考えるのはおかしいのだ。

性生活の問題も低コレステロールにある

実は「いいもの」であるコレステロールは、ただあなたの脳の働き、身体的な健康、将来の長寿においてのみ役立っているのではない。

健康に関する本の中でうやむやにされがちな生活習慣の非常に重要な部分についてもだ。ズバリ聞こう。性生活はどれだけ順調だろうか。

性的機能障害に苦しみ、勃起不全（ＥＤ）でセックスを避けている人や、ピルを瓶ごと買いためて窮地《きゅうち》から脱しようとする人など、それなりの人数を私は診ている。

私の患者で性生活の悩みを持つ人たちは、とくにそのために私のところにやってくるのではない。しかし、私が患者のその部分について聞いてみると、実は際立って問題になっているのだ。

ちょっとした例を紹介しよう。

引退した七五歳の元エンジニアが私のところにやってきて、さまざまな不平を漏らした。不眠、うつ病などだった。彼はこれまでの四〇年間、睡眠剤を服用してきた。そしてうつ病は私と会う約束の二、三カ月前にとくにひどくなっていた。

彼はすでに数種類の薬を飲んでいた。抗うつ剤、不安症の治療薬、ＥＤのためのバイアグラだ。

私はまず彼がグルテン過敏症か検査した。結果は陽性を示した。こうして彼にはグルテンを含まない、高脂肪の食事を実践してもらった。それから約一カ月後、電話で連絡をとってみると、うつ病が改善し、加えてバイアグラを飲まなくても妻とのセックスができると言うのだ。彼は私に何度も礼を言った。

この話から明らかなことは、セックスは脳の中で起こっていることと、大いに関係があるということだ。つまりセックスは感情、衝動、思考と深く結びついている行動なのだ。

そして、ホルモンや血液化学とも厳然としてつながっている。たしかに、あなたが憂うつな気分でよく眠れないとしたら、まずセックスなど思いつきもしないだろう。

それでも、ＥＤの理由としてもっともよくあるのは、不眠でもうつでもない。

それこそ本章で多くのページを割いて私が述べてきたこと、つまり極端に低いコレステロール値の問題だ。

実際にいままでに、テストステロン値が正常でないかぎり（これは男女ともに当てはまる）たとえ性生活を送っていても刺激的なものにはならない、という研究結果が発表されている。

では、このテストステロンは何によってつくられるのか。コレステロールだ。何百万人もの米国人は今日、何をしているだろうか。食事とスタチンの摂取（あるいはそのいずれか）によってコレステロール値を下げている。そうするうちにＥＤが蔓延し、ＥＤの薬に対する需要が増加しているのだ。

多くの研究によって、それらの結びつきが確かなものとなってきた[35]。

性欲減退はスタチンを服用している人にもっともよく見られる不平としてあげられるし、実験報告ではスタチンを服用する人はテストステロンの値が低いことがくり返し示されている[36]。

スタチンを服用する人たちの中にはテストステロン値が低い人が使わない人の二倍いた。幸い、この症状はスタチンをやめ、コレステロールの摂取を増やせば元に戻る。

スタチンがテストステロンを下げている理由は二つある。一つ目は直接コレステロール値を下げることであり、二つ目は活発なテストステロンを生成する酵素を阻害することだ。

二〇一〇年に英国で発表された研究では、冠動脈性心疾患を抱える九三〇人の男性を調べ、テストステロン値を測定した[37]。

患者の二四パーセントはテストステロン値が低かった。テストステロン値が正常だった患者の死亡リスクは一二パーセントだったが、テストステロン値が低かった患者では二一パーセントだった。つまり、冠動脈性心疾患をわずらい、テストステロン値が低い場合には死亡のリスクが極めて高い。

くり返すと、スタチン系薬剤を投与してコレステロール値を下げようとし……その結果、テストステロン値が低いために死亡のリスクが高まる。これが狂気の沙汰《さた》でなくて何なのか。


ここまでで、私は多くの考え方を紹介してきた。ほとんどは脳における脂肪の役割について取り上げたものだ。

しかしここで、次のことを問う必要がある。脳を脂肪の代わりに糖質で満たしたら何が起こるだろうか。

本章を書き始めるにあたって、私は炭水化物が体に与えるダメージについて話をした。だが、残念なことに、このことはメディアにおいて驚くほどなおざりにされている。糖質と糖尿肥満の関係、糖質と心臓疾患の関係、糖質と脂肪肝の関係、糖質とメタボリックシンドロームの関係、糖質とがんのリスクの関係などについてしだいに耳にするようになってきているが、糖質と脳の機能不全の関係はどうなのか。

いよいよ、糖質が脳に与える影響についてくわしく見ていくことにしよう。

第4章

脳を〝糖〟でベトベトにするな

進化の点で考えれば、糖質は私たちの祖先にとって、
一年間のうちわずか数カ月の収穫時期に果実として、
あるいはハチミツとして手に入れられた。
しかし最近では、糖質はほとんどすべての加工食品に添加されている。
自然由来の糖質は手に入れにくく、人工のものは手に入れやすい。

——ロバート・ラスティグ博士ら(1)

糖質——この特定の炭水化物

糖質——この特定の炭水化物は、過剰に摂取したり、精白あるいは加工した形で摂取したりする場合にはとくに、さほど健康にいい成分とは言えないことは誰もが知っている。それは、棒つきキャンディから摂ろうが、シナモンレーズンパンから摂ろうが変わりはない。

さらに、糖質は肥満、食欲、血糖コントロール、二型糖尿病、インスリン抵抗性などにかかわる原因の一つだともわかっている。それでは糖質と脳についてはどうだろうか。

『よいカロリー、悪いカロリー(Good Calories, Bad Calories)[2]』の著者、ゲーリー・トーベスは、二〇一一年、『ニューヨーク・タイムズ』紙に「糖質は毒か[3]」というタイトルの秀逸な記事を寄せた。

その中で、人類の生活や食物加工品における糖質の歴史や、糖質が私たちの体にどのような影響を与えるのかについてもくわしく述べている。

さらに、カリフォルニア大学サンフランシスコ校医学大学院における小児肥満の第一人者であり、糖質が「毒素」あるいは「毒薬」であると主張しているロバート・ラスティグの著作を紹介している。

ラスティグがとくに問題視しているのは、糖質によって代謝のされ方が、それぞれ違っているという点だ。

ラスティグは、「カロリーは同じでも代謝が同じとは言えない」という言い回しを好んで使い、糖質のもっとも単純な形である純粋なグルコースと、グルコースとフルクトースが結合したグラニュー糖との違いを説明している（フルクトースについてはこのあと述べるが、これは自然由来の糖質の一種で、フルーツやハチミツだけに含まれる）。

私たちが、たとえばジャガイモから一〇〇カロリー分のグルコースを摂取するのと、同じ一〇〇カロリー分でも半分がグルコース、半分がフルクトースでできている糖質を代謝して起こる体への影響とは違う。

肝臓では、糖質のうちフルクトースを処理する。一方、ほかの炭水化物やデンプン由来のグルコースは体内のすべての細胞で処理される。したがって、両タイプの糖質（フルクトースとグルコース）を同時に消費すれば、グルコースだけから同じ量のカロリーを消費するよりも肝臓はより懸命に働かなくてはならないということになる。

そうした糖質をソーダやフルーツジュースといった液体という形で消費する場合も、やはり肝臓は酷使されるだろう。液体の糖質を飲むことは、たとえば丸一個のリンゴと同量の糖質を摂ることとは違う。

ちなみにフルクトースは、自然由来の炭水化物の中でもっとも甘く、だからこそ私たちの大のお気に入りなのだろう。しかし、これだけ甘いのに自然由来のすべての糖質の中でフルクトースはもっともグリセミックインデックス（GI値）が低い。理由は簡単だ。肝臓がほとんどのフルクトースを代謝するので、血糖値やインスリン値にただちに影響が出るわけではないからだ。

グラニュー糖や異性化糖の場合は違う。グラニュー糖や異性化糖に含まれるグルコースは全身を循環して血糖値を上げてしまうのである。

しかし、この事実だけにだまされてはいけない。フルクトースはただちに影響をもたらさないとはいえ、それなりの量を摂れば長期的な影響はある。これは科学的に実証されている。フルクトースを消費すれば、耐糖能、インスリン耐性、高血中脂肪、そして高血圧症の悪化を伴うのだ。しかも、フルクトースを消費しても、インスリンやレプチンという代謝の調整において重要な二つのホルモンを生成するきっかけにはならないので、フルクトースが多い食事をとれば肥満になり、代謝に影響する。たくさんのフルーツを食べる人たちにとって、これがどういう意味を持つのかについてはのちに明らかにする。ただ、幸いなことに、フルーツ一個に含まれるフルクトースの量は、加工食品に含まれるフルクトースの量にはおよばない。

糖質の体への影響について、私たちはこのように耳にする機会があるだろう。しかし、脳についてはそうではない。くり返すが、マスコミでもこれまで驚くほど注目されてこなかったことだ。ここで問うべき問題、そして私がこの章の中で答えるつもりの問題は次のとおりだ。

・糖質の摂りすぎは脳にどのように影響するか。
・脳は糖質の種類を区別できるのか。何に由来するかによって、代謝は異なるのか。

私があなただったら、いま、コーヒーとともに食べようとしていたビスケットを置いてしまう。この章を読めば、フルーツやデザートに対する見方も変わるだろう。

グラニュー糖、清涼飲料水の糖、果物の糖

まずいくつかの用語を定義しよう。

グラニュー糖、果糖、異性化糖などの違いはどこか。これまで説明したように、フルクトースはフルーツやハチミツに自然に含まれている糖質で、グルコースと同じように単糖だ。

一方、グラニュー糖（スクロース）は、コーヒーにさらりと入れたり、クッキー生地にどっさりと入れたりする白く粒子状のもので、グルコースとフルクトースからなる。そのため二糖だ（二つの分子が結合している）。

異性化糖は、ソーダやジュースはじめ、いろいろな加工食品に含まれているもので、分子の組み合わせが異なり、フルクトースが優勢だ。五五パーセントのフルクトースと四二パーセントのグルコース、それに三パーセントのほかの炭水化物で構成されている。

異性化糖は一九七八年に、飲み物や食品に入れるグラニュー糖の安価な代用品として取り入れられた。マスコミではこの人工的に製造したものを、肥満増大の根本的原因だと攻撃している。だが、重要な点を見落としている。ウエストが太くなったり、肥満や糖尿病のような関連性のある症状が出るのは、異性化糖を消費したせいなのは事実だ。しかし、異性化糖以外の糖質もすべて同様に原因としてあげられる。というのも、すべて糖質は、炭水化物という生体分子の一種であって同じ性質を持つからだ。炭水化物は糖分子の長い鎖にすぎず、脂肪（脂肪酸の鎖）やタンパク質（アミノ酸の鎖）、ＤＮＡとは違う。

しかし、すでにおわかりのように、すべての炭水化物が同じようにつくられているわけではない。それにすべての炭水化物が体内で同じように処理されるわけでもない。

問題は、特定の炭水化物がどれほど血糖を、そしてその結果、インスリンを上げるのかという点だ。

炭水化物が豊富な食事、とくに混じりけのないグルコースが多い食事によって、すい臓はインスリン分泌を増やし、細胞中に血糖を蓄積する。消化の過程で、炭水化物は分解され、糖質は血中に取り込まれ、再びすい臓がインスリン分泌を増やし、グルコースは細胞に入り込む。時間とともに、高血糖値のためにすい臓からのインスリン分泌量が増えるだろう。

血糖をもっとも急上昇させる炭水化物は、それゆえに人を大いに太らせる。

精製した粉類でつくったもの（パン、シリアル、パスタ）は何でもそうだし、米、ジャガイモやコーンのようなデンプン、それに、ソーダやビール、フルーツジュースのような液体状の炭水化物も同じだ。

これらすべてがすばやく消化されるのは、血流にグルコースをたくさん流し込み、インスリンを急上昇させるため、そしてインスリンは過剰なカロリーを脂肪としてため込んでしまうためだ。

同じ炭水化物でも野菜に含まれるものはどうなのか。

ブロッコリーやホウレン草などの緑色の葉物野菜に含まれる炭水化物は、消化しにくい繊維と結びつくので、分解されるまでに時間がかかる。そのために、グルコースは時間をかけて血流に送り込まれる。加えて、野菜は水分がデンプンに比べて多く、血糖の反応はさらに鈍くなる。

フルーツの場合も丸一個食べると、果糖を摂取することにはなるが、その中に含まれる水分と繊維は血糖への影響を「弱め」もする。

たとえば、同じ重さのモモとベークドポテトを食べるなら、血糖への影響はみずみずしくて繊維も豊富なモモよりも、ポテトのほうが大きいのだ。とはいえ、モモ、ついでに言えばどんなフルーツも、何の問題も起こさないわけではない(4)。

実際、私たちの祖先はかつて洞窟で暮らしていたころもフルーツを食べていたが、一年中毎日というわけではなかった。私たちの体は毎日のように食べる大量のフルクトースを処理できるところまで進化していない。

とくに加工されたフルクトースの場合はそうだ。天然のフルーツは、たとえばごく一般的なソーダと比べると比較的糖質が少ない。一方、ソーダは大量の糖質を含んでいるのだ。

中くらいの大きさのリンゴは食物繊維が豊富に混ざったものの中に、ペクチンに由来する約四四カロリー分の糖質を含んでいる。逆に、コークやペプシの一二オンス（約三五〇ミリリットル）缶にはその二倍、八〇カロリー分の糖質が含まれている。

しかし、リンゴの場合、いくつかをしぼり、しぼり汁を濃縮させて一二オンス分の飲み物にするなら（そのために繊維は残らなくなる）、驚くなかれ、糖質はソーダから得るのとちょうど同じくらい、八五カロリーにまで跳ね上がる。

フルクトースは肝臓を直撃する際に、ほぼ脂肪に変わり、脂肪細胞に送られる。四〇年以上も前の生化学者がフルクトースを「もっとも太らせる炭水化物」と呼んだのも無理はない。

現代の私たちにとってとりわけやっかいな事実は、フルクトースとグルコースを結合させたもの、たとえばグラニュー糖でつくったものをよく食べていることだ。

結合された糖質のうちフルクトースは私たちの血糖にすぐに大きく作用するわけではない。ところが、一緒にとったグルコースがフルクトースに対し、インスリン分泌を促進し、脂肪細胞にもっと蓄積するように働きかけてしまう。糖質を摂れば摂るほど、それを脂肪に変えるように体に指示するのだ。

これは肝臓内で起こって「脂肪肝疾患」と呼ばれる症状を引き起こすだけではなく、盛り上がったわき腹、ベルトからはみ出たぜい肉、ビール腹という形で現われる。重要な器官にぴったりくっついていて外からは見えない内臓脂肪はとりわけよくない。

『ヒトはなぜ太るのか?』(メディカルトリビューン)でゲーリー・トーベスは、炭水化物と肥満を結びつけた因果関係と、喫煙とがんの関連との類似点を説明している。もしもこの世界にタバコがなかったら、肺がんはまれな病気になっているだろう。同じように、こんなにも高炭水化物の食事を摂らなければ肥満もまれな症状になっているだろう(5)。糖尿病、心臓疾患、認知症、がんなど、関連性のあるほかの症状もきっと、めったにない症状になっていただろう。そしてあらゆる疾患を回避するという観点から、ここでもっとも重要な要素をあげなくてはならない。それは「糖尿病」だ。

糖尿病が認知機能を低下させる

糖尿病になってはいけない。これは、何度もくり返して述べても足りないくらいだ。もしもすでに糖尿病になっているなら、血糖のバランスをとっておくことが重要だ。米国では、六五歳以上の人の一一〇〇万人近くが「二型糖尿病」である。この事実から、その人たち、そしてまだきちんとした診断を受けていない人たちがアルツハイマー病を発症した場合に起こる大惨事が見えてくる。

糖尿病とアルツハイマー病の相関関係を示すデータは難解だが、糖尿病が認知機能の低下そのものに対する強力なリスクであることは強調しておきたい。これは、糖尿病がコントロールできない人たちにおいて、とくに顕著だ。

代表例をあげよう。

二〇一二年六月、『アーカイブス　オブ　ニューロロジー』において、糖尿病が認知機能の低下のリスクを高めるのか、そして血糖のコントロールができないことは認知能力の悪化に関係するのかについて、三〇六九人の高齢者の分析結果が公表された[6]。

研究開始時に参加者の二三パーセントがすでに糖尿病で、七七パーセントはそうではなかった（研究者は意図的に「さまざまな健常高齢者からなるグループ」を選んだ）。参加者たちには一連の認知検査を行ない、その後、九年以上にわたり、その検査をくり返した。

結論は次のとおりだった。

「健常な高齢者の中で、DM［真性糖尿病］、およびDMを抱える人がグルコースをコントロールする難しさは、悪化した認知機能とさらなる機能低下に関連する。これによって、DMの重症度が認知面での老化が加速する一因となっているかもしれないことを示唆《しさ》する」

また、糖尿病の人たちと糖尿病でない人たちの精神的衰弱の割合を比較し、かなり大幅な差があることを示した。さらに興味深いことだが、研究開始時においてさえ、基準となる認知スコアは糖尿病を抱える人たちのほうが、そうではない人たちに比べて低かったことにも気づいた。

加えて、認知低下の割合とヘモグロビンA1c、つまり血糖のコントロールのマーカーの値が高いこととの直接的な関係も見出した。

この研究者らによれば、「高血糖症（血糖の上昇）は、糖尿病と認知機能の低下をつなぐ一因かもしれない」ということだ。続けて彼らは、「高血糖症は、『終末糖化産物』の形成、炎症、微小血管疾患というメカニズムを通じて認知機能障害の一因となるかもしれない」と述べている。

ここで初めて出てきた「終末糖化産物」とは何か、そしてそれがどのように形成されるのかについて説明する前に、二〇〇八年に行なわれたメイヨークリニックによるもう一つの研究を見てみよう。

『アーカイブス　オブ　ニューロロジー』に掲載された研究は、人がどのくらいの期間にわたって糖尿病をわずらっているかということと、認知低下の重症度の関係を調べたものだ。

そこには明白な関連があった。糖尿病の発症が六五歳以前だと、軽度認知機能障害のリスクは、二二〇パーセントというとんでもない値になるというのである。そして一〇年以上糖尿病を抱え続けた人たちの軽度認知機能障害のリスクは一七六パーセントまで上昇する。インスリンを摂取している人たちなら、リスクは二〇〇パーセントまで上がる。

この論文の著者たちも、高血糖が続いていることとアルツハイマー病のつながりを説明するために「終末糖化産物の形成の増大」について言及した。(7)

いま注目の文献に登場する、この「終末糖化産物」とはいったい何なのか。

終末糖化産物（AGEs）とは

一九九〇年代中ごろに、世界中をかけめぐったニュースを覚えているだろうか。

当時、イギリスで狂牛病がウシからヒトに伝染するという証拠が明らかになり始め、その恐怖が一気に拡散したのだ。一九九六年の夏、ピーター・ホールという二〇歳の菜食主義者が人間における狂牛病にあたる、変異型クロイツフェルト・ヤコブ病で死亡した。彼は子供のときにビーフバーガーを食べて以来、ずっと菜食主義だった。その後すぐに、ほかの症例が確認された。それを見た米国を含めた国々が英国産の牛肉の輸入を禁止した。マクドナルドでさえ、一部の地域では、問題を撲滅させる措置がとられるまで、しばらくはバーガー類の販売を見合わせた。

狂牛病は、感染したウシが奇妙な行動をとるところから名づけられた。ウシ海綿状脳症とも呼ばれるプリオン病の一種で、畜産牛が感染するまれな疾患だった。

狂牛病は通常、アルツハイマー病やルー・ゲーリッグ病のような、よく知られた神経変性疾患には分類されない。それに、アルツハイマー病やルー・ゲーリッグ病は、狂牛病のように人に伝染はしない。それにもかかわらず、これらの病気はどれも同じような特徴をもたらす。その特徴については科学者も最近になってようやく理解し始めている。つまるところ、変形したタンパク質に行きつくのだ。

現在では、多数の神経変性疾患が炎症に結びついていることがわかっており、それと同じように、いくつもの同様の疾患（二型糖尿病、白内障、アテローム性動脈硬化症、肺気腫、認知症など）が変形したタンパク質に関係しているのもわかっている。

狂牛病などプリオン病の特殊性は、こうした異常なタンパク質がほかの細胞を害し、正常な細胞を異常な細胞に変えてしまい、その異常な細胞が脳のダメージや認知症を招くところにある。一つの細胞がほかの細胞の正常な調整機能を奪い、健康なものとは異なる働きをさせる新たな細胞群をつくり出すという点でがんと似ている。

科学者たちはマウスを使って実験を行ない、主要な神経変性疾患は類似したパターンであることを示す証拠を集めつつある。(8)

タンパク質は体内でもっとも重要な要素である。実際に肉体そのものを構成し、形をつくり、作動し、人間の操作マニュアルに対してのマスタースイッチのようなものだ。遺伝物質、つまり

DNAは私たちのタンパク質を生み出していて、タンパク質はアミノ酸の鎖としてつくり出される。三次構造をとり、体のプロセスを正常化して感染から体を守ることなどの役目を果たす。タンパク質は特別な折りたたみの方法を通じて、最終的にそれぞれのタンパク質ごとに特有な形をとり、形によってその固有の機能が決まる。

明らかに変形したタンパク質はほとんど機能しない。残念ながら、突然変異を起こしたタンパク質は修復不可能だ。

正常に折りたたまれて正しい形にならなければ、よくて不活性、悪くて有害だ。通常の細胞は本来備わった方法によって、変形したタンパク質を消滅させるが、老化やほかの因子のせいでこのプロセスが妨げられることがある。有害なタンパク質がほかの細胞を誘導し、誤って折りたたまれたタンパク質をつくらせることがあるが、その結果は悲惨なものになる。だからこそ、今日《こんにち》の多くの科学者にとっての目標は、異常構造のタンパク質が細胞から細胞へと拡散するのを止める方法を探すこと、こうした疾患をその場で食い止めることなのだ。

カリフォルニア大学サンフランシスコ校で神経変性病研究所所長を務めているスタンリー・プルシナー博士は、プリオンを発見し、その功績によって一九九七年にノーベル賞を受賞した。二〇一二年に科学誌『米国アカデミー紀要』で発表された論文を執筆した研究者の一人だ。

この論文では、アルツハイマー病に関連するアミロイドベータタンパク質にもプリオンのような性質があることを示した。[9] プルシナーらは実験で、マウスの片側の脳にアミロイドベータタンパク質を注入し、その影響を観察することによって、疾患の進行を追跡することができた。彼らは発光する分子を用いた。うろつき回っていたタンパク質はマウスの脳に光を当てると凝集し始めた。アルツハイマー病患者の脳内で起きていることと類似した有害な事象だったのだ。

この発見は、脳疾患以外に対しても重要なカギになっていた。体のほかの部分に関心を寄せる科学者もまた、形を変えるタンパク質の影響に注目してきた。「狂った」タンパク質はいろいろな疾患にかかわっているのかもしれない。

たとえば二型糖尿病を考えてみよう。糖尿病患者は、すい臓にインスリン分泌によくない影響を与える狂気のタンパク質を持っていると考えられる。アテローム性動脈硬化症を考えれば、コレステロールの蓄積がこの疾患の特徴で、それが起こるのはタンパク質が誤って折りたたまれるせいだ。白内障をわずらう人たちは変異タンパク質を持っており、それが目の水晶体に凝集している。嚢胞性線維症《のうほうせいせんいしょう》という遺伝性疾患は、DNAの欠陥に原因があり、タンパク質が不適切に折りたたまれていることが特徴だ。さらに、ある種の肺気腫でさえ、その苦しみを引き起こすのは異常なタンパク質のせいだ。そのタンパク質は肝臓でつくられるもので決して肺には達しない。

形を変えたタンパク質が、とくに神経変性において害をなすことは明らかだ。

では、タンパク質が誤って折りたたまれてしまうのはなぜだろうか。嚢胞性線維症のような異常は遺伝的欠陥によるものだ。しかし、発生が謎に包まれたほかの病気、あるいは年齢を重ねてから現われる病気についてはどうだろう。

そこで、前にも触れた、糖化反応の最終生成物を考えてみよう。

年齢不相応に老化している人

糖化反応とは、糖分子がタンパク質、脂肪、アミノ酸に結合することを意味する生化学用語だ。糖分子自身が結合し、自然発生的に起こる反応で、メイラード反応と呼ばれることもある。ルイ・カミーユ・メイラードは一九〇〇年代初期にこの反応について初めて説明した人物である。(10)

メイラードはこの反応が医学に重要な影響を与えるだろうと予測したが、研究者たちがこれに注目するようになったのは、それから八〇年近くたって糖尿病患者の合併症と老化の関係を研究しはじめたときだった。

このプロセスは終末糖化産物（通例、ＡＧＥｓと略記される）を形成し、このＡＧＥｓによってタンパク質の線維がゆがめられ、硬くなってしまう。

年不相応に老化している人、つまりシワやたるみ、肌の変色があり、また加齢によって輝きが失われた人を見ると、ＡＧＥｓの作用がわかる。その身体的影響は裏切り者である糖と手を組んだタンパク質によるものであって、ＡＧＥｓが肌の老化において重要な役割を果たしている理由の説明にもなる。(11)

チェーンスモーカーのことを考えてみよう。彼らによく見られる肌の黄ばみも糖化反応の特徴だ。

タバコを吸う人は肌の抗酸化物質が少なく、喫煙自体が体や肌の酸化を増大させる。だから喫煙者たちは体の潜在的な抗酸化物質が極めて弱まっていて、押し寄せる酸化に追いつかないのだ。

ほとんどの人に、糖化反応の外面的徴候は三十代で現われる。三十代は、ホルモンの変化や、日焼けによるダメージなどの環境に由来した酸化ストレスが蓄積されてくるころだ。

糖化反応は、生命にとって不可避な代謝や基本的な老化のプロセスの産物である。

最近では糖分子とタンパク質の結合を利用して、糖化反応がどれだけ進んでいるかを計測することすら可能だ。

実際、ビジア顔面分析カメラという特殊なカメラを使い、子供を明るく照らして画像を撮り、大人の顔と比較すれば若者と年配者の違いがわかる。子供の顔は非常に暗く映るだろうが、これはAGEsが存在しないことを示している。一方、大人の顔の場合は明るく輝くだろう。糖化反応による結合が照らし出されるからだ。

脳と体のアンチエイジングの目的は糖化反応を制限するか、遅らせることは明らかだ。実際に、アンチエイジングの計画の多くは、現在、どのように糖化反応を軽減し、ひいては有毒な結合を解消させようとするのかに注目している。しかし、高炭水化物の食事をしていながらではそれは実現できない。高炭水化物の食事によって糖化反応のスピードは増すからだ。

とくに糖質は糖化反応を急速に促進する。というのも、糖質は体内のタンパク質とたやすく結合するからだ（ちなみに、アメリカにおいて、食事のカロリー源のナンバーワンは異性化糖だ。これは糖化反応の速さを一〇倍に上げる）。

タンパク質が糖化すると、少なくとも二つの重要な事態が起きる。

まず、糖化したタンパク質の機能はにぶくなる。次に、タンパク質はいったん糖と結合すると、同様にダメージを受けたほかのタンパク質とも結びつき、この結合によってますます機能は低下する。

おそらくもっと重要なのは、タンパク質はいったん糖化されるとフリーラジカルの産生が大幅に増え、これをきっかけに組織は破壊され、脂肪、そのほかのタンパク質、DNAさえもダメージを受けるということである。

困ったことに、タンパク質の糖化反応そのものは代謝の正常なプロセスであるにもかかわらず、度を超すと多くの問題が持ち上がる。

糖化反応の度合いが高まると、認知低下のほか、腎臓疾患、糖尿病、血管疾患、それにいま述べたような老化自体の実際のプロセスにも結びつくのだ[12]。

体内のどんなタンパク質でもこの糖化プロセスは避けられず、AGEsになり得る。だからこそ、世界中の医学研究者は薬物を用いてAGEsの形成を軽減するさまざまな方法を、懸命になって開発しようとしているのだ。しかし、AGEsを形成させない一番の方法は何より、AGEsの形成に使える糖質を減らすことであるのは明らかだ。

脳にダメージを与えたくないなら、「糖化」を防げ

AGEsは、炎症がもたらすダメージの原因となるだけではなく、血管に対するダメージも伴い、さらには糖尿病と血管にかかわる問題にもつながる。

冠動脈性心疾患や脳卒中のリスクが糖尿病患者では大幅に増えるのだ。糖尿病を抱える多く

の人は脳に血液を供給する血管にかなりのダメージを受けている。その血液供給の問題が原因となり、アルツハイマー病ではなくても認知症に苦しむ可能性がある。

先に、ＬＤＬ、いわゆる悪玉コレステロールは、脳に欠くことのできないコレステロールを運ぶ大切な運搬体のタンパク質であると説明した。このＬＤＬは酸化されるときにかぎって血管を破壊する。加えてタンパク質であるＬＤＬは糖化されるときに、劇的に酸化を増大するのだ。

酸化ストレスと糖質は明らかに結びついている。タンパク質が糖化されると、産生されるフリーラジカルの量は五〇倍に増え、これがきっかけで細胞の機能が失われ、結果的に細胞は死んでしまう。

悲しいことに、アルツハイマー病、パーキンソン病、ルー・ゲーリッグ病のような深刻な神経障害の診断が下されるまでにすでにダメージは生じている。つまり、脳に損傷を与える酸化ストレスの活動を軽減したいなら、糖化に利用される糖質を減らさなくてはならない。

ほとんどの医者は、ある糖化タンパク質の測定を医療業務の中でごく普通に取り入れている。それは、すでに述べたヘモグロビンＡ１ｃだ。

これは糖尿病患者の血糖コントロールの具合を見るための標準的な測定値である。医者がときどきヘモグロビンA1cを測定して血糖コントロールの状態を知ろうとするのは、実は同時に、糖化タンパク質を測定してもいるのだ。これには極めて重要な意味がある。ヘモグロビンA1cは九〇日間ないし一二〇日間の平均の血糖コントロールを表わすだけではないのだ。ヘモグロビンA1cとは赤血球の中にあるタンパク質である。赤血球は酸素を運び、血糖と結びつく。ヘモグロビンA1cは、それまでの九〇日間の平均の血糖値を示すという点で非常に有益なものだ。

それゆえに、ヘモグロビンA1cは血糖コントロールを、アルツハイマー病、軽度認知機能障害、冠動脈性心疾患のようなさまざまな疾患のプロセスとの相関関係を示そうとする研究において頻繁に用いられている。

糖化したヘモグロビンは糖尿病の強力なリスク因子だということは、十分に立証されている。加えて、脳卒中、冠動脈性心疾患、そしてほかの病気による死に対するリスクとの相関関係も証明されている。ヘモグロビンA1cを測定して六・〇パーセントを上回っていれば、こうした相関関係は極めて強力だと考えられる。

上昇したヘモグロビンA1cが脳の大きさの変化に関連することを示している研究が専門誌『神経学』で発表された。

ヘモグロビンA1cと比較した、年間に脳が失われる割合

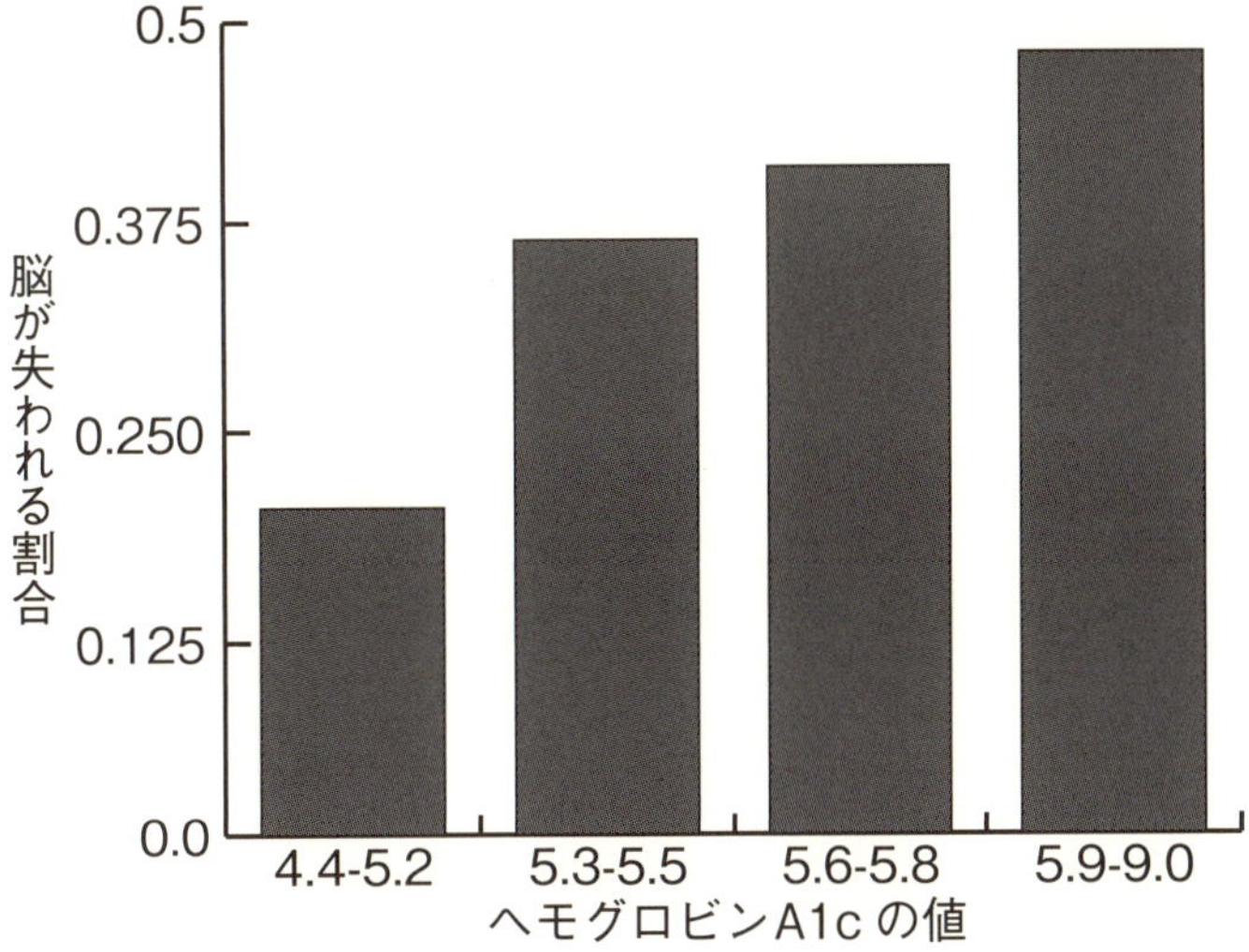

その中で、どの臨床検査が脳の萎縮《いしゅく》と一番関係しているのかを磁気共鳴映像法（ＭＲＩ）で調べたところ、ヘモグロビンＡ１ｃがもっとも密接な関係を示していることが示された[13]。

脳の組織がどれだけ喪失しているかの程度をヘモグロビンＡ１ｃの値が低い（四・四から五・二）人たちと、高い（五・九から九・〇）人たちで比較すると、もっとも高い人の脳の喪失は六年間でほぼ二倍になった。

つまり、ヘモグロビンＡ１ｃは、血糖バランスのマーカーであるだけではなく、間違いなくあなた自身がコントロールできる「脳を守る指針」でもあるのだ。

理想的なヘモグロビンＡ１ｃは五・〇〜五・五の範囲だろう。

炭水化物の摂取を減らし、体重を減らし、運

動をすると、最終的にインスリン感受性は改善され、ヘモグロビンA1cを減らすことができる。

また現在では、ヘモグロビンA1cと将来のうつ病のリスクの直接的関係も示されている。ある研究では、平均年齢六三歳の四〇〇〇人以上の男女の調査によって、ヘモグロビンA1cと「うつ症状」の直接の相関関係が証明された(14)。

グルコースの代謝がよくないことは、うつ病の発症リスク因子とされる。タンパク質の糖化反応は脳にとってはよくないのである。

内臓脂肪はそれ自体が悪い炎症を起こす

血糖値を正常にするためには、すい臓は長時間にわたって働き続けなくてはならない。つまり糖尿病は、インスリン値が上がってからずいぶんと経ったのちに血糖値が上昇して発症するのがわかる。だから「空腹時血糖」だけではなく、「空腹時インスリン値」も調べることが非常に重要なのだ。

空腹時インスリン値が上昇していれば、それはすい臓が血糖値を正常に保とうと必死にがんばっているという証拠だ。おまけにあなたが炭水化物を摂りすぎていることも明確に示している。

だから間違ってはいけない。インスリン抵抗性は、脳の変性や認知低下の強力なリスク要因なのである。「自分は糖尿病ではないから脳の疾患のリスクが低い」と自信を持ったりするのは望ましくない。たとえ現在、血糖値が正常でも、インスリン抵抗性があるかどうかを知るには空腹時インスリン値を検査してもらうしかない。

数年前に実施された研究もある。糖尿病でもなく血糖値が高くもない七〇歳から九〇歳の五二三人を調べたものだ[15]。

糖尿病ではないこれらの人々のうちの多くはインスリン抵抗性があると、空腹時インスリン値が示していた。そして、インスリン抵抗性がある人たちは、そうではない正常な人たちに比べて認知機能障害のリスクが劇的に上昇していることが明らかになったのである。

インスリン値は低ければ低いほどいいのだ。米国におけるインスリン値の平均は、成人男性で八・八μU／mℓ、成人女性で八・四μU／mℓだ。しかし肥満と炭水化物の摂りすぎから、こうした平均値は、理想的な値よりもはるかに高くなりがちである。

炭水化物摂取に非常に気を配っている患者は、実験報告に記されたインスリン値が二・〇μU／mℓ未満程度だろう。

この数値は理想的な状況、つまりその人のすい臓が無理に働きすぎておらず、血糖値が見事にコントロールされており、糖尿病のリスクは低く、インスリン抵抗性を示す証拠もないことの印だ。

重要な点は、もしも空腹時インスリン値が高くなっても（五を超えれば高いとみなすべきだ）、改善できるということだ。それについては第9章でくわしく説明しよう。


誰もが、太っていることが不健康な状態だと察しはついている。

しかし、余分な体重を落とす理由がもしもあと一つだけ必要ならば、それは「心を失う（物理的にも、精神的にも）」という恐れだ。

私が医師を目指して学んでいた当時は、脂肪細胞はおもに貯蔵庫であり、そこには望まれない余剰分がただたまっているという考え方が有力だった。ところが現在、それは見当違いだというようになってきている。

いまや、脂肪細胞はただカロリーを蓄積する以上の、人間の生理機能に深くかかわる役割を果たすことがわかっている。

大量の体脂肪は、複雑で高度なホルモン分泌器官を形成する。その器官は決して黙ってため込み続けているだけではない。

つまり、脂肪は体内で、勤勉に働く器官なのだ。(16) これはとくに内臓脂肪に言えるのだが、体を温め、保護するほかにたくさんの機能を持っている。内臓脂肪とは、肝臓、腎臓、すい臓、心臓、腸などの体内にある器官を包み込む脂肪だ。最近、マスコミでも盛んに取り上げられるようになったこの脂肪は、健康にとって影響が大きいことがわかっている。

多くの人が太ももの太さ、脇腹の出っ張り、セルライト（お尻や太ももなどの皮膚の表面にできるデコボコ）、大きな尻について嘆くかもしれないが、もっともよくない脂肪は、私たちの目には見えず、感じられず、触れられないものだ。

極端な場合には、体の中の内部器官が分厚い脂肪にくるまれているという徴候である、ふくらんだお腹やベルトからはみ出したぜい肉に見られる。まさにこの理由から、ウエストまわりは健康の測定値とされる。将来の健康上の問題や死亡率が予測できるからだ。ウエストまわりが太ければ太いほど、疾患や死亡のリスクはますます高まるのだ[17]。

内臓脂肪は、体内での炎症反応を引き起こし、体における正常なホルモンの作用を妨害する分子に、シグナルを送っていることが実証されている[18]。それに、炎症を誘発する要因になるだけではない。内臓脂肪それ自体が炎症を起こすのだ。

この種の脂肪は大量の炎症性白血球を蓄えている。そして内臓脂肪がつくり出すホルモン分子、および炎症分子は肝臓に直接放り出され、肝臓は再び攻撃的手段（すなわち炎症と内分泌攪乱《かくらん》物質）で応戦する。

たとえて言えば、内臓脂肪は、一本の木のうしろに潜む肉食獣ではなく、武装している危険な敵なのだ。現実に、内臓脂肪は肥満やメタボリックシンドロームなどの明らかなものから、がんや自己免疫疾患、脳の疾患などさほど明らかではないものにまでかかわっている。

腹部が大きい人ほど脳の海馬は小さい

過剰な体脂肪は、脳の変性に直接かかわる炎症性化学物質も増加させる。一〇〇人以上のウエストとヒップの比率を、脳の構造的変化と比較した二〇〇五年の研究がある。[19]

この研究では同時に、空腹時血糖と空腹時インスリン値に関連した脳の変化も調べた。研究者たちが確認したかったのは、脳の構造とその人の腹部の大きさには関係があるのかどうかだった。そして結果は著しいものだった。

ヒップに対するウエストの比率が大きければ大きいほど（すなわち腹部が大きければ大きいほど）、脳の記憶中枢である海馬は小さかったのである。

海馬は記憶に関して重要な役割を果たしており、その機能は完全にその大きさしだいだ。海馬が萎縮するにつれて記憶は低下する。特筆すべきなのは、ウエストの比率が大きければ大きいほど、脳の中で小さな「卒中」が起こるリスクが高くなるのが発見されたことだ。これは脳の機能の低下と関連があるのも知られている。

研究は次のようにまとめられている。

「これらの結果は、肥満や血管疾患や炎症を、認知低下や認知症と結びつける証拠として、相次いで発見されているものと一致している」

これ以降に行なわれた研究によって、その発見は確固たるものとなった。あろうことか、体に余分な体重が増えるたびに、脳は小さくなる。体が大きくなればなるほど脳が小さくなるだなんて！

カリフォルニア大学ロサンゼルス校とピッツバーグ大学の共同研究において、神経科学者たちは心血管の健康と認知に関する研究にかつて参加していた七十代の九四人について、脳の画像を調査した[20]。

参加者には認知症など認知機能障害をわずらった人はおらず、五年にわたって追跡調査もした。肥満体（体脂肪指数三〇以上）の人たちの脳は、標準的な体重で健康な人たちよりも一六歳ほど老化しているということを研究者たちは発見した。そしてやや肥満（体脂肪指数二五〜三〇）の人たちは、やせた人たちに比べて八歳は老化している。

さらに明確なのは肥満の人たちは、正常な体重の人たちと比べて脳組織が八パーセント少なく、やや肥満の人たちは正常な体重の人たちと比べて四パーセント少なかったことだ。中でも、脳の前頭葉と側頭葉、つまり決断を下したり記憶を蓄積したりする場所で組織の多くが失われていた。

この研究者たちによると、彼らの発見は、老化が進み、体重過多で肥満の人たちにとって、アルツハイマー病のリスクがより高まることを含め、大きな意味があるのだという。

間違いなく、ここにはよくないサイクルがある。

遺伝的特徴は、食べすぎて体重が増えすぎる傾向に影響を与えるだろうし、するとこれが行動レベル、インスリン抵抗性、糖尿病のリスクに組み込まれる。そして糖尿病は体重コントロールと血糖バランスに悪影響をもたらす。いったん糖尿病をわずらい、運動不足になると、脳を含む体の組織や器官が衰え、弱るのは避けられない。さらに、脳が変性したり、物理的に縮退したりし始めると適切に機能できなくなってくる。すなわち、脳の欲求や体重のコントロールの中枢は正しく作動しなくなり、それどころか誤って動くようになる。そしてこれがよくないサイクルを助長するのだ。

重要なのは、余分な体脂肪がつき始めるとただちに変化が起こるということである。つまり、ダイエットはいますぐ始めなくてはならない。

現時点での何人かの体脂肪を測定するだけで、いまから三〇年後にそのうちの誰の脳が損《そこ》なわれてしまうのかをある程度は予測できる。

二〇〇八年の研究報告によれば、カリフォルニアの科学者たちは、一九六〇年代、一九七〇年代に調べた六五〇〇人以上の記録をくまなく当たった[21]。

彼らが調べたのは、誰が認知症になったのか、だった。この人たちが約三六年前に最初に調査されたとき、腹部、太ももの周囲、身長、体重など体のさまざまな部位を測定し、どのくらいの脂肪があるのかを判断した。およそ三〇年たつと、当時、体脂肪の多かった人たちは糖尿病のリスクが非常に高くなっていた。もとの集団の中で、一〇四九人が糖尿病であると診断された。

体脂肪がもっとも少なかったグループともっとも多かったグループを比較すると、体脂肪が多いグループに含まれる人たちは糖尿病のリスクがほぼ二倍だった。報告した科学者たちによれば「糖尿病と心血管疾患の場合と同様に、中心性肥満（腹部脂肪）も糖尿病のリスク因子だ」と言うのである。

数々の研究結果からもわかるように、食事を通じての減量は、インスリンシグナル伝達やインスリン感受性に大きく影響する。

ある医者たちが、六五歳以上で肥満体の一〇七人を一年以上にわたって調査し、グルコースを経口投与するとインスリンに関してどのように反応するかを調べた[22]。

研究者たちが調べようとしたのは、別々の三グループ間での違いだった。①食事療法プログラムを課されたグループ、②運動プログラムを課されたグループ、③食事療法プログラムと運動プログラムを課されたグループだ。四番目のグループはさらなる比較のための対照として選定されていた。

六カ月後の結果はどうだったろうか。①食事療法グループの人たちはインスリン感受性が四〇パーセント上昇した。これは③食事療法プログラムと運動プログラムを両方課されたグループにも起こった。しかし②運動プログラムを課されたグループは、インスリン感受性の変化を示さなかった。

一年後、最終的に結論が出た。食事療法をした人たちにおいては、インスリン感受性が七〇パーセント上昇していた。食事療法をしつつ運動をした人たちにおいては、八六パーセント上昇していた。しかし、運動だけを行なったグループはほかの二グループに遠くおよばなかった。一年たってさえ、インスリン感受性は変化しなかったのだ。

ここで頭に入れておくべき教訓は明らかだ。インスリン感受性を向上させ、あらゆる脳疾患は言うまでもなく、糖尿病のリスクを低減するには、脂肪を徐々になくしてしまうべく、生活習慣の改善をすればいいということである。さらに食事療法に加えて運動をすれば、より大きい変化が望める。

細くてしなやかな体、よく働く鋭い脳を手にするために

ここまで読み進まれて、私がコレステロールをはじめ、体にいい脂肪をたっぷり含む低炭水化物の食事を支持する意味はおわかりだろう。

ただし、私の言うことをただ鵜《う》呑みにしてはならない。このタイプの食事の威力を証明する最新の研究に目を向けてほしい。『米国医師会雑誌』で、三つの評判の食事療法が、体重過多、あるいは肥満体の若い成人のグループにもたらした効果が公表された[23]。各参加者は次の①から③のうちの一つの食事療法に一カ月取り組んだ。

①低脂肪食（カロリーの六〇パーセントを炭水化物から、二〇パーセントを脂肪から、二〇パーセントをタンパク質から摂取する）

②低血糖食（カロリーの四〇パーセントを炭水化物から、四〇パーセントを脂肪から、二〇パ

ーセントをタンパク質から摂取する）
③超低炭水化物食（カロリーの一〇パーセントを炭水化物から、六〇パーセントを脂肪から、三〇パーセントをタンパク質から摂取する）
すべてのカロリー数は同じだった。その結果、③の超低炭水化物食の人たちがもっともカロリーを燃焼した。

またこの研究では、それぞれの四週間の療法中のインスリン感受性も調べ、③の超低炭水化物食がインスリン感受性をもっとも上昇させ、①低脂肪食のほぼ二倍の効果があった。

トリグリセリドという心血管リスクの強力なマーカーは、③超低炭水化物食では平均六六、①低脂肪食では一〇七だった（トリグリセリド値の上昇は食事中の炭水化物が多すぎることを示してもいる）。

この研究者たちの指摘によれば、①の低脂肪食において測定した結果は、体重増加の影響を受けやすくなる血液の変化を示したという。明らかに、減量を続けるためにもっとも適した食事は③の超低炭水化物、高脂肪食だ。

ほかの数々の研究でも同じ結論に達している。③の超低炭水化物、高脂肪の食事はどんなときでも、①の低脂肪、高炭水化物の食事をしのぐだろう。

そして、健康、とりわけ脳の健康に影響をおよぼす減量、インスリン感受性、血糖コントロール、C反応性タンパク質などの数値を考えるとき、③の超低炭水化物、高脂肪の食事療法は、ほかの方法よりもはるかに効果的だ。

ほかの方法では数々の脳機能障害（頭痛のような日常的な悩みから、慢性偏頭痛、不安障害、ADHD、うつ病まで）のリスクを高める結果になるだろう。

二〇一三年三月、『ニューイングランド医学誌』に大規模かつ重大な研究が掲載された。その研究は、地中海式の食事をする五五歳から八〇歳の人たちは、典型的な低脂肪の食事をする人たちと比べて、心臓疾患や脳卒中のリスクが三〇パーセントほど低いことを示していた。(24)

地中海式の食事とはオリーブオイル、ナッツ、豆、フルーツ、野菜、それに食事に添えるワインをたっぷりととることで知られている。

穀物を少々とってはいるものの、私の考える食事法と非常に似通っている。実際、昔ながらの地中海地方の食事からグルテンを含む食品をすべて除外し、甘いフルーツやグルテンを含まない炭水化物を制限すれば、完璧な穀物なしの食事ができるのだ。

これまでよく言われてきた格言のように、一日一個のリンゴを食べれば医者いらずか。そんなことはない。確かにここまでの私の話を聞けば疑念の声も出てくるだろう。

「体が脂肪に頼って生きていると言うのなら、一生太らないでいるなんて、どうすればできるのか」

確かに、これはいい質問だ。

事実上、食事中の炭水化物に頼らずに、脂肪やコレステロールに頼って生きるのは不可能にも思える。しかし、それは可能なのだ。

食品メーカーがどう言おうと、人類は過去二六〇万年にわたって、ゲノムを形づくってきた「脂肪ベース」の食事をしてきたのだ。なぜ、それを現代人だけが急に変えるのか。ここまでお読みいただいたように、それをしたから現代の私たちは太り始めたのだ。

この流れを逆転させるにはどうすればいいか、それを次章で説明しよう。

第5章

心の病も頭痛も「食事」を変えれば治っていく

概して人は、見えているものよりも見えていないものに、ひどく心をかき乱される。

——ジュリアス・シーザー

認知症だけではないグルテンの悪影響

いつもの全粒粉パンや、元気の出る糖質やグルテンたっぷりの炭水化物の食べ物が、あなたの脳の長期的な健康や機能に徐々にダメージを与えているとしたら……。では、短期的にはどんな影響があるのだろうか。

たとえば、行動に変化を引き起こすだろうか。集中力を乱し、チックやうつ病のような障害のもとになるのだろうか。慢性的頭痛や偏頭痛の原因になるのだろうか。

答えは「そのとおり」なのだ。

糖質やグルテンたっぷりの炭水化物は、単に脳の神経組織の発生を妨げ、時間をかけて進行する認知症のリスクを高めるだけではない。

前章まででもお伝えしたように、炎症性の炭水化物がたっぷりで、脂肪が少ない食事は心の状態にも干渉してくる。認知症だけではなく、ＡＤＨＤ（注意欠如・多動性障害）、不安障害、トゥーレット症候群、精神的疾患、偏頭痛、さらには自閉症などの一般的な神経病のリスクにつながるのである。

ここまで、おもに認知低下や認知症に目を向けてきたが、一般的な心理的不調という視点から、グルテンの破壊的な影響について考えてみよう。

そして、一つだけ確実に言えることがある。食事からグルテンを取り除く生活を採用することは、脳の病気を軽減するための何より確かな手段であり、この簡潔な「処方箋」はどんな薬物療法にも勝るのだ。

「ADHD」（注意欠如・多動性障害）だとされたS君の回復例

私が初めてS君に会ったのは、彼が四歳になったばかりのころだった。S君の母親と私は数年来の知己だった。私の患者を何人も癒してきた理学療法士である。

母親は息子は何かおかしいところがあると思っていたわけではないが、幼稚園の先生にS君の活発さは異常なので、一度医者に診てもらうのがいいと言われたのだという。

このことでS君を診察する医者は私が初めてではなかった。私のところに来る一週間前、母親が訪ねた小児科医は、S君は「ADHD」だと診断し、リタリンの処方箋を出していた。

母親は息子に薬を飲ませることを心配し、私に相談しにきたのだ。母親がまず話したのは、息子はたびたび怒りを爆発させること、そして、落胆するとどうしようもないほどおののくことだ。

S君にはこんな病歴があった。何度も耳の感染症に苦しみ、数えきれないほどの抗生物質を服用しており、私が彼を診たとき、耳の感染症予防のための抗生物質を、半年間服用しているところだった。この耳の病気以外にも関節の痛みをずっと訴えていた。あまりに痛みがひどく、当時はナプロキセンという強力な抗炎症薬も日常的に服用していた。S君はきっと母乳で育てられていないのだろう、と聞いてみたらそのとおりだった。

S君を診ている間に、三つの重要なことに気づいた。

まず口を開けて呼吸をしており、これは間違いなく鼻腔内で炎症が起きているという証しだった。次に、典型的な「目のまわりのくま」、つまり目のまわりにアレルギー疾患に伴う黒い輪が出ていた。三番目として、非常に活発だった。一〇秒以上はおとなしく座っていられず、立ち上がっては診察室の隅々まで歩き回り、診察台の周囲のものに手を出した。

私はS君にグルテン過敏症の簡単な検査を行ない、グリアジンという小麦タンパク質の一つに対する抗体の値を測定した。予想どおり、その値は正常と考えられている値よりも三〇〇パーセントも高かった。

ここまでの状況を見て私は、S君の抱える一番の問題である炎症の原因を標的にしようと決めた。炎症が、この幼い男の子に起きているほぼすべての事柄（たとえば、耳の問題、関節の問題、落ち着きのなさなど）における大きな問題になっていると考えたからだ。

私は母親に、グルテンフリーの食事を実践してほしいと説明した。それから、これまで長く抗生物質にさらされた消化管を健康に戻すには、食事療法だけでなく、有益なバクテリアであるプロバイオティクスを加える必要があった。最終的にオメガ3脂肪酸であるＤＨＡがそのリストに加わった。

二週間半後、これ以上ない素晴らしい報告がやってきた。幼稚園の先生からの電話によると、Ｓ君の振る舞いが大幅に改善しているというのだ。実際、母親は息子が穏やかで対話しやすくなっていて、よく眠っていることに気づいた。薬によるものではなく、食事療法だけで大幅な改善につながったのである。

その二年半後、私は母親から手紙を受け取ったが、その中で彼女はこう語っていた。「Ｓは学校では読書や算数に優れていますし、活発さが過剰であることはもはや問題にはならないと思っています。あっという間に成長し、クラスの中でもとりわけ背の高い生徒たちの仲間入りをしました」

最初にＳ君がされたように、ＡＤＨＤは小児科医が頻繁に下す診断の一つだ。運動過剰の子供の親は、自分の子供は、学習能力が妨げられる何らかの疾患にかかっているのだと信じるようになる。

医学的に薬物治療が確立されているために、親たちはその治療法がもっとも「手早い修正」だと思い込まされている。ADHDは薬で簡単に治療できる特定の疾患であるという考え方自体は都合がいいが、気をつけたほうがいい。米国では、気分を大きく変える効果のある薬物治療を何と生徒の二五パーセントが定期的に受けているという学校があちこちにある。しかし、その治療の長期的影響はまったく研究されていないのだから。

米精神医学会が、『精神疾患の診断・統計マニュアル』で、学齢期の子供たちの三〜七パーセントがADHDをわずらっていると述べた。

二〇一三年の三月に米疾病予防管理センター(CDC)から発表された新しいデータによると、米国においてハイスクール年齢の男子のおよそ五人に一人、および学齢期の子供全体の一一パーセントはADHDだと診断されている。

これは、四歳から一七歳までの子供たちでは推定六四〇万人が該当することになり、二〇〇七年以来だと一六パーセントの増加、そして過去一〇年間では五三パーセントも上昇したことになる。[1]

『ニューヨーク・タイムズ』紙が報告したように、「ADHDの診断を受けた人たちの三分の二はリタリンやアテノロールのような興奮剤の処方箋を渡される。これらの薬によって生活は劇的に向上するが、常習癖ができたり、不安になったり、精神病にかかったりする人もいる」のだ[2]。

一方で、米精神医学会では、ADHDの定義を変え、もっと多くの人がADHDとの診断を受け、薬による治療ができるようにする検討を始めた。

米疾病予防管理センターの所長、トーマス・R・フリーデン博士は、子供たちに興奮剤の処方箋が与えられる割合が上がっているのは、成人における鎮痛剤や抗生物質の過剰使用と同じことだと言っている。私もこれには同意する。

ハーバード大学医学部教授で、『医者は現場でどう考えるか』（石風社）の著者でもあるジェローム・グループマン博士は、『ニューヨーク・タイムズ』紙のインタビューを受け、こう話した。「子供のふるまいが、いわゆる異常であるなら（机の前におとなしく座っていられないなら）、それは病気に起因するのであって、単に子供だからではない[3]」

「子供らしさ」という説明がADHDのようなあいまいな診断によって無視されるなら、子供らしさとはどういうことなのか。

過去一〇年で、ADHDの処置のための薬物利用が大幅に増えたことは別にしても、二〇〇

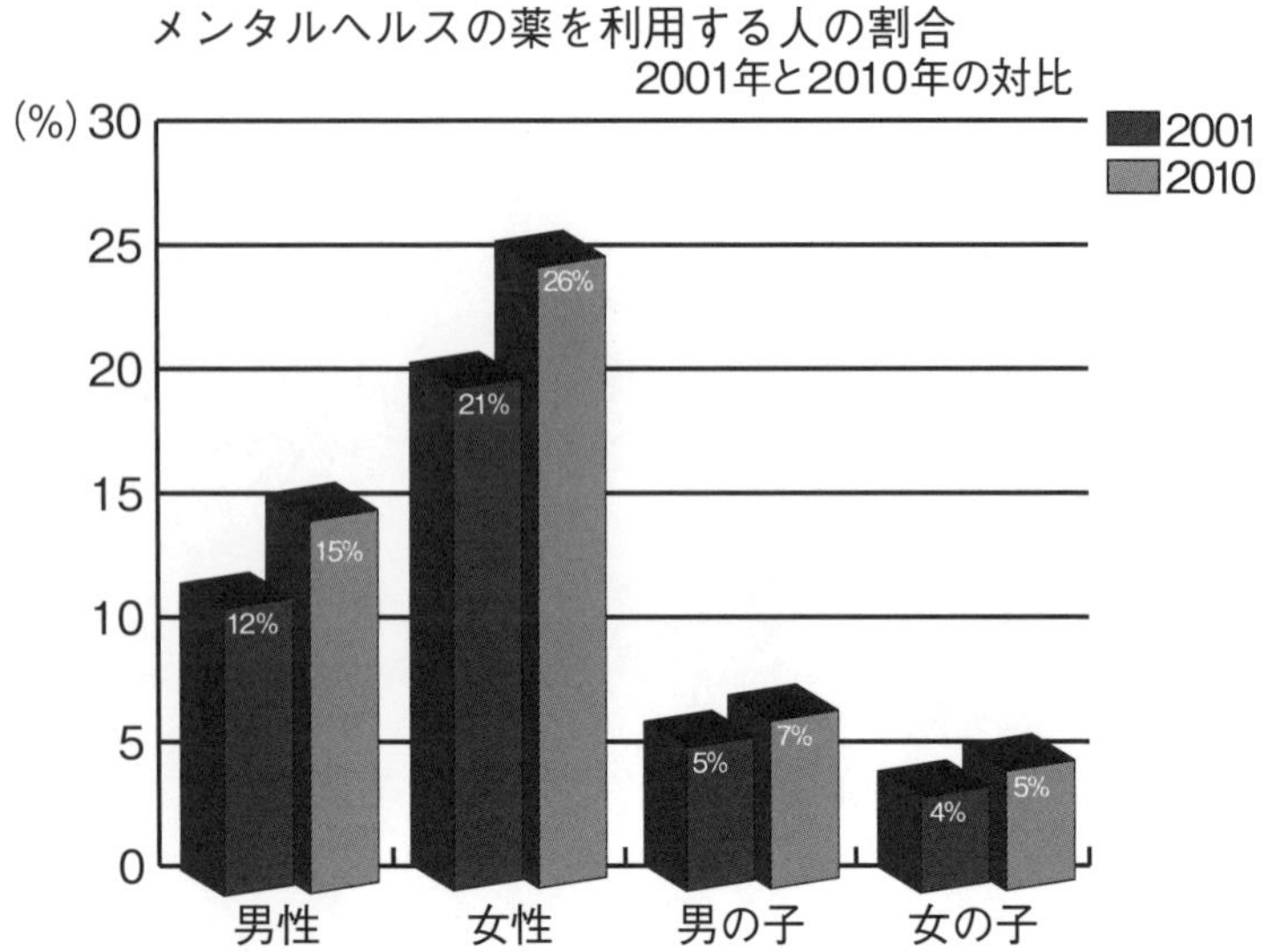

一年から二〇一〇年までに抗不安剤の使用が急上昇した。

一九歳までの者の中で、抗不安剤を使用している女子は四五パーセントの上昇、男子は三七パーセントほど増えた。

薬剤給付管理会社、エクスプレス・スクリプツ社の報告によれば、メンタルヘルスの薬を利用して精神障害、行動障害の処置をしているアメリカ人の全体数は、二〇〇一年以来、大幅に増加している。二〇一〇年の最新データは、五人に一人以上の成人が少なくとも一つの薬を利用していて、その一〇年前より二二パーセントも増えていることを示していた。

興味深いのは、女性は男性に比べて、メンタルヘルスの異変に対して薬を使う傾向がはるかに強いことだ。二〇一〇年には成人女性の四分の一以上がこうした薬を利用しており、それに比べ、男性は一五パーセントだった。[4] ハーバード大学の研究者たちは、これは、思春期、妊娠、更年期に関連して女性に起こるホルモンの変化のせいだと述べた。うつ病は女性にも男性にも等しく影響を与えるが、女性は一般的に医療の助けを求める傾向にある。

薬に頼らない治療法がある

精神障害や行動障害の割合が急上昇し、現在ではそのために強力な薬がますます利用されていることを考えれば、この傾向のベースには何があるのだろうか。

問題の根源は何なのか。あの粘着性のある小麦のタンパク質、グルテンだ。

グルテン過敏症と行動や精神的問題の関連性について判定はまだ下されていないものの、いくつかわかっていることがある。

・セリアック病をわずらう人たちは発達遅延、学習障害、チック障害、ＡＤＨＤに見舞われるリスクが高まっている可能性がある。[5]

・うつ病と不安障害はグルテン過敏症の患者においては重大だ。[6][7] そのおもな原因は、セロトニンなど、気分を調整するのに欠かせない脳内の重要な神経伝達物質の生成をブロックするサイトカインだ。グルテン、そして多くの場合は乳製品も除外すれば、気分障害だけではなく、アレルギーや関節炎など、過活動免疫系による異常からも解放される患者は多い。

・自閉症スペクトラム障害（ＡＳＤ）の人たちの四五パーセントは胃腸の問題を抱えている。(8)

ＡＳＤの胃腸の問題が、すべてグルテン過敏症に由来するとはかぎらないが、データから、小児自閉症の症例におけるセリアック病の罹患《りかん》率は、小児人口全体に対する罹患率に比べて増しているこ とがわかっている。

神経障害、精神障害、行動障害の症状の多くを改善するには、グルテンフリーを続けて、ＤＨＡや有益なバクテリアであるプロバイオティクスのような栄養機能食品を食事に加えるだけでいい。

こうした薬に頼らない簡単な処方箋の効果を説明するために、当時五歳の女の子、ＫＪの例をあげてみよう。

私がＫＪに出会ったのは一〇年以上前だった。チック症状が持続する障害で、トゥーレット症候群だと診断されていた。科学的には、この病気の本当の原因はわかっていない。一方、多くの神経精神病学的疾患と同じように、環境要因によって悪化することがある遺伝的な要因が存在するということは知られている。私はこれからの研究の進展によって、この症候群の背後にある真実が実証され、グルテン過敏症がかかわっていることが明らかになるだろうと考えている。

最初、ＫＪの母親はその前年に娘が首のチック症状を起こしたが、原因は不明だと説明した。さまざまなマッサージ療法のおかげでいくらか改善したものの、問題は現われたり消えたりしていた。結局は悪化し、ＫＪのアゴや顔、首がしきりに動くようにまでなり、おまけにくり返しセキをしたり、のどを鳴らすようになったのだという。

それまでの経緯を聞いてみると、深刻な症状が現われる三年前に、何度も下痢を起こし、慢性的に腹痛を抱えるようになり始め、それはまだ続いていた。

私はＫＪにグルテン過敏症の検査を行なった。ＫＪも母親も、まさかグルテン過敏症などとは考えもしなかっただろう。

グルテンフリーの食事に切り替えてわずか二日後に、すべての異常な動き、セキ、腹痛さえも治った。もはやトゥーレット症候群の患者だとは思えなかった。

ＫＪの変化はめざましく、説得力があるので、私は医療の専門家を対象としたレクチャーでこの症例を持ち出すことが多い。

★警告

ADHDの処置に用いられる薬は、トゥーレット症候群の症状をもたらした。これは一九八〇年代初期以降、科学的に立証されてきた(9)。それに対し、グルテンフリーを続けることの効果は立証されつつあるのだ。いまこそ歴史を変え、新しい歴史をつくっていくしかない。

こんな症例もある。

KMというかわいらしい九歳の女の子が、両親に連れられてやってきた。ADHDの典型的な兆候と「記憶力の悪さ」のためだった。

これまでのKMの経緯を聞く中で興味深かったのは、両親の説明によると、娘が考えたり集中できなかったりするのは「何日間か続き」、その後は数日間「調子がいい」ということだった。

調べた結果、KMの問題の原因として考えられることが二つ見つかった。グルテン過敏症と血中のDHA値が標準より低いことだ。

そこで私は厳重なグルテンフリーの食事と、一日四〇〇ミリグラムのDHAの補給を指示し、人工甘味料のアスパルテームを口にしないように指示した。KMは一日にダイエットソーダを数本飲んでいると聞いたからだ。

三カ月後に会ったとき、KMの両親は娘の変化に感動し、KM本人も満面の笑みを浮かべていた。新たに学力検査をしてみると、小学校三年生のKMの計算力は五年生初期レベルであり、学力全般としては四年生の中位レベルだった。話を思い出す能力は中学二年生の中位レベルだった。KMの母親から受け取った手紙を引用する。

「娘は今年三年生を終えました。食事にグルテンが含まれていたときは勉強、とくに算数が苦手でした。おかげさまで、ご覧になったように、娘はいま算数が得意になっています。学校の先生は、四年生を飛ばして五年生に進んでもクラスの中位くらいに入るだろうと言っています。素晴らしい成績です！」

このような話は私のまわりではよくあることだ。

長い間グルテンフリーを続けることの「達成効果」については、ありがたいことに科学的証拠が事例証拠に追いつきつつある。

私にとってはごく当たり前に感じるある研究成果が、二〇〇六年に発表された。ADHDをわずらい、六カ月間グルテンフリーを続けた人たちの「実施前」と「実施後」についての非常に重要な調査である。この研究は三歳から五七歳までにわたる広範囲の人たちを調べたものだ。

六カ月後、改善度は明白だった[10]。

「細かい点に注意しない」は三六パーセント減った。

「注意力を保てない」は一二パーセント減った。

「仕事を終えられない」は三〇パーセント減った。

「簡単に気が散る」は四六パーセント減った。

「答えや引用文を唐突に言い出すことが多い」は一一パーセント減った。……

より多くの人たちに、もっと健康で、もっと頭がよくなるために、グルテンフリーの食事を実践してもらうこと――それが私の願いだ。

★帝王切開で生まれた子供は、ADHDのリスクが高い

帝王切開で生まれた子供はADHDにかかるリスクが高いのは、なぜだろうか。それは、体内環境と体の健康維持のためには、腸内バクテリアが重要であるということを理解することにある。

子供は産道を自然に通過するとき、無数の「有益なバクテリア」にさらされる。それによって新生児はプロバイオティクスを接種されることになり、その効果は生きている間中維持される。

しかし、帝王切開で生まれると、その子供は「バクテリアのシャワー」を浴びるチャンスを逃してしまう。こうして腸の炎症の土台ができ、のちの人生においてグルテンに過敏になったり、ＡＤＨＤになったりするリスクが高まるのだ(11)。

新たな研究では、子供は母乳で育てることがよいという事実が明らかにされつつある。

母乳のみで育てられた赤ん坊は、初めてグルテンを含む食事を口にするとき、母乳で育てられていない子たちと比べて、セリアック病にかかるリスクが五二パーセントほど低くなることがわかったのだ(12)。

この理由の一つは、母乳で育てることで胃腸の感染への抵抗力を強め、免疫力の弱い腸内のリスクを低減させているということだろう。グルテンに対する免疫反応も阻止できる。

低コレステロールと「うつ」の関係

うつ病は世界中の心身障害のおもな原因だ。世界保健機関（ＷＨＯ）の見積もりによれば、二〇二〇年までに、うつ病は苦痛の原因として二番目となり、それを上回るのは心臓疾患だけだという。米国のような先進国の多くで、うつ病はすでに死亡原因の上位に上がっている。(13)

さらに不穏なのは、多くのうつ病患者の薬箱にある抗うつ剤だ。ボストンで五五歳から七九歳までの女性一三万六〇〇〇人以上を調べたところ、抗うつ剤を使っている人は四五パーセントほど脳卒中を経験しやすく、すべての原因による死のリスクも三二パーセント高かった。(14)これらの発見は、『アーカイブス　オブ　インターナル　メディシン』に掲載されたものだ。

この調査での抗うつ剤が、選択的セロトニン再取り込み阻害薬（ＳＳＲＩｓ）という新しい形であろうと、エラビルのように三環系抗うつ薬として昔からある形であろうと、関係がなかったのである。

このほか、多くの研究によって、うつ病はコレステロール値が低い人に、はるかに多いことがわかっている。(15)

そしてコレステロール値を下げる薬（スタチン）を使う人は、さらにうつ状態になる可能性が高くなる。(16)私は実際に日々の診療の中でこれを目撃している。うつ病が薬自体の作用の結果なのか、あるいは単にコレステロール値が下がった影響を反映しているだけなのかははっきりしないが、私は後者のほうが正しいと考える。

すでに一〇年以上前に発表された研究が、総コレステロール値が低いことと、うつ病とのつながりを示している。

精神科認定専門医のジェームズ・M・グリーンブラッド博士は二〇一一年の『サイコロジー・トゥデイ』誌に優れた記事を寄せた[17]。

一九九三年、コレステロール値の低い高齢の男性たちは、同等の条件でコレステロール値が高い人たちに比べ、うつ病のリスクが三〇〇パーセントであると判明した[18]。

一九九七年のスウェーデンでの研究から、同様のパターンが認められている。コレステロール以外の面では、健康な三一歳から六五歳の三〇〇人の女性の中で、コレステロール値が低い人たちは高い人たちに比べてうつ症状を経験する場合が著しく多かった[19]。

二〇〇〇年にはオランダの科学者が、長期間にわたりコレステロール値が低い人は高い人に比べてうつ病を経験しやすいと報告している[20]。

二〇〇八年に『臨床精神医学誌』に掲載された報告によると、「血清コレステロール値が低い（一六〇未満）ことは自殺未遂歴に関連する可能性もある」という[21]。

研究者たちは自殺を図ったことのある四一七人の患者を調べた。これらの患者を、自殺を図ったことのない一五五人の精神病患者、それに三五八人の健康な人と比較した。結果は非常に驚くべきものだった。コレステロール値が低い区分の人たちは二〇〇パーセント自殺を図りやすかったのである。

二〇〇九年『精神医学研究誌』が、米国の退役軍人四五〇〇人を一五年にわたって追跡した研究を発表した。[22] コレステロール値が低く、うつ状態の人は、自殺や事故のような不自然な原因で早死にするリスクがほかの人たちの七倍だった。

このほかにも同じ結論に達している世界中の研究をどんどん紹介できる。もし、あなたのコレステロール値が低いなら、うつ病にかかるリスクがはるかに高く、自殺という考えを心に抱くようになりやすくなる。私は決していい加減に言っているのではなく、この因果関係がどれほど深刻なものかについて、多くの高名な学会による数多くの証明があるのだ。

食事を変えて1週間で現われる変化

グルテンが一般的な精神障害と結びついていることについて、このように話をしていくと、なぜ、そうなるのかという疑問が持ち上がる。

ここでいう病気とは、米国ではもっとも一般的な精神疾患である不安障害（およそ米国内で四〇〇〇万人がこれに苦しんでいる）から、統合失調症や双極性障害のように複雑な苦しみにいたるまでだ。

統合失調症や双極性障害のような精神疾患は、遺伝的因子や環境的な因子が働く複雑な病気だが、やはりグルテン過敏症を発症している場合が多いことが、さまざまな研究によって明らかになっている。

それに、セリアック病の病歴があれば、そうでない人よりもこうした精神障害にかかるリスクが高い。その上、現在では、グルテン過敏症の母親が産んだ子供の五〇パーセント以上が、のちの人生において統合失調症をわずらいやすいという証拠が得られている。

最近、『米国精神医学誌』で発表された研究によって、のちの人生において現われる疾患の多くは、出生前かその直後に要因が発生している証拠がさらに積み重ねられている。

「生活習慣と遺伝子は疾患リスクを決定づける唯一の要因ではない。出産前、出産中、出産後の要因や周辺環境によって、成人してからの健康の大部分が決まるのだ。私たちの行なった研究は、生まれる前の食事の過敏症が、二五年後の統合失調症や、同様の異常の発症を促進する働きをし得ることを説明づける実例だ[23]」

生まれる前の過敏症と将来の統合失調症が、いったいどのようにして結びつくのか。

ジョンズ・ホプキンズ大学と、ヨーロッパ最大かつもっとも高名な医科大学の一つ、スウェーデンのカロリンスカ研究所に所属するこの研究論文の著者たちは、スウェーデンで一九七五年から一九八五年の間に生まれた子供たちの出生記録と新生児の血液サンプルを調査した。

この七六四人の子供たちのうち、二一一人はのちの人生において精神疾患をわずらっており、その人生は著しい人格の乱れと現実との乖離《かいり》という特徴を持っている。

血液サンプル中の、牛乳と小麦に対する免疫グロブリンG抗体の値を見ると、小麦タンパク質であるグルテンに対する抗体の値が異常に高い母親の子供は、グルテンに対する抗体の値が正常な母親の子供よりも、五〇パーセント以上、のちの人生において統合失調症を発症する可能性が高いことが判明した。(24)

この関連性は、妊娠中の母親の年齢や子供が産道を通って生まれたか帝王切開だったかといった、統合失調症を発症するリスクを高めるものとして知られている、そのほかの要因が明らかになってからでさえも変わらず正しかった（概して、遺伝子の要因と子宮内での環境の影響は、のちの人生でさらされる環境要因よりも、統合失調症のリスクとしてはるかに重視される）。

しかし、牛乳のタンパク質に対する抗体の値が異常に高い母親の子供は、精神障害のリスクが高くはないようだった。

精神障害と母親から受け継いだ食物過敏症の結びつきが明らかになり始めたのは、第二次世界大戦のころになってからだった。

米軍の研究者カーティス・ドーハン博士は、戦後のヨーロッパにおける食料不足（そして結果的に食事における小麦不足）と統合失調症による入院期間の大幅な減少との関係に初めて気づいた研究者の一人だ。

また研究によって、第6章で説明するような、低炭水化物、高脂肪の食事はうつ病ばかりではなく、統合失調症の症状も改善することがわかっている。

文献内でくわしく説明されているある女性の例によると、グルテンフリー、低炭水化物の食事を採用したところ、統合失調症の症状が完全になくなった[25]。彼女は一七歳のときに初めて統合失調症と診断され、日常的な幻覚などを経験し、自殺未遂を起こして何度も入院し、薬を使っても症状が改善することはなかった。ところが七〇歳になって低炭水化物の新たな食事を開始すると一週間もたたないうちに、何だか気分がよく、力が出てきたと感想を述べ、三週間たつと、もはや幻聴も幻覚もなくなったという。

ごく一般的な頭痛でさえも

慢性的な頭痛の苦しみをずっと抱えてきた多くの患者も私は診てきた。たとえば、二〇一二年の一月に初めて会った六六歳の紳士、Cさんのことを考えてみよう。

Cさんは三〇年もの間、容赦ない頭の痛みに苦しんでいた。

彼は偏頭痛向けに開発されたイミトレックスのような鎮痛剤から、バイコディンのような催眠作用のある鎮痛剤まで、一流の頭痛クリニックで処方された薬を飲んでもすべてムダだったという。そのほか、彼の病歴の中に、とくに目立つものはなかったが、彼の姉にも頭痛があり、著しい食物アレルギーもあると聞いた。その話を耳にしてもう少し検査をすることにした。

Cさんの血液作用とグルテン過敏症の検査したところ、いくつか判明したことがあった。Cさんはグルテンに関係する一一のタンパク質に著しく反応した。彼の姉と同じく、「スティッフパーソン症候群」に関連性のある抗体に強い反応を示した。また、Cさんは牛乳にも極めて過敏であることにも気づいた。

そこで私は担当しているたくさんの患者と同様に、グルテンと乳製品を制限する食事をCさんに指示した。三カ月たって、Cさんは私に先月は鎮痛剤をまったく使う必要はなく、頭痛の度合いも一から一〇の尺度で考えれば、もっともひどい場合でもいままでは、「強烈な九」ではなく「何とか耐えられる五」だと言った。何よりよかったのは、もはや頭痛が一日中続くことはなく、三、四時間だけになったのだという。

Cさんは完治したわけではなかったが、本人にとって、非常に満足のいくものだった。自分にもたらされた結果にCさんはたいそう喜んで、私が医療関係者に対してこの症例を紹介するときに自分の写真を使っていいと言ってくれたほどである。

頭痛は私たちにとってごく一般的な病気の一つだろう。米国にかぎっても、四五〇〇万人以上の人たちが慢性頭痛に悩まされていて、そのうち二八〇〇万人が偏頭痛に苦しんでいる。(26)もし、あなたが慢性頭痛に苦しんでいるなら、まずはグルテンフリーの食事にしてはどうだろうか。それで失うものは何もないのだから。

ここでいう頭痛とは、緊張性頭痛、群発型頭痛、副鼻腔炎に伴う頭痛、偏頭痛のどれであろうと名称は違えど、病状の性質は同じものとしていい。つまり、脳内での物理的生化学的な変化に応じた頭の痛み、ということだ。現実には、偏頭痛は生活に深刻な影響をもたらし、吐き気、嘔吐、光線過敏症などを伴うことが多い。

偏頭痛は数えきれないくらいの事柄が作用して引き起こされる。たとえば、質の悪い睡眠や気候変動から、食べ物に含まれる化学物質、副鼻腔鬱血《うっけつ》、頭蓋骨損傷、脳腫瘍、過度のアルコールにいたるまでだ。これらの頭痛の原因や解決策は見極められていないが、苦しんでいる人たちの十中八、九が実はグルテン過敏症なのである。

ニューヨークにあるコロンビア大学メディカルセンターの研究者は、二〇一二年に一年間におよび研究を終えた。

その研究では、グルテン過敏症である人たちの五六パーセント、セリアック病である人たちの三〇パーセントに慢性頭痛が見られることが示された（グルテン過敏症とされた人たちはセリアック病の検査で陽性反応を示さなかったが、小麦を含む食べ物を口にすると症状が見られると報告した）[27]。

さらに、炎症性腸疾患をわずらう人たちの二三パーセントにも慢性頭痛が見られることがわかった。セリアック病患者のグループ（二一パーセント）や炎症性腸疾患患者のグループ（一四パーセント）は、そうではないグループ（六パーセント）よりも偏頭痛の罹患率が高かった。

この結びつきについて研究リーダーであるアレクサンドラ・ディミトローヴァ博士は、すべての事柄の究極的な犯人を「炎症」だとほのめかした。

「炎症性腸疾患を抱える患者たちは一般的な炎症反応を示す可能性もあり、これはセリアック病の患者も同じだ。患者は、脳も含めた全身で炎症の影響を受けているのだ。……ほかに可能性があるのは、セリアック病に抗体が存在し、その抗体が……神経系を網羅している脳細胞と細胞膜を攻撃して頭痛を引き起こすというものだ。私たちが確信できるのは、健康な対照グループと比べて、どんな頭痛も（偏頭痛も含めて）罹患率が高いことだ」

ディミトローヴァ博士はさらに、患者の多くは、いったんグルテンフリーの食事を始めると、頭痛の頻度や深刻さがみるみる改善したと報告する。中には頭痛がまったくなくなる人もいる、と言うのだ。

マリオス・ハジヴァッシリウ博士の研究は本書の執筆に際して参照しているが、彼は頭痛とグルテン過敏症についての幅広い研究を行なった人物だ(28)。

中でもとりわけ驚くべき研究成果がある。脳のMRI走査で、グルテン過敏症をわずらい、頭痛に苦しむ患者の白質《はくしつ》（脳内で神経繊維が集積している部分）には大きな変化が見られることがわかったのだ。

この異常な特徴が炎症のプロセスを示している。こうした患者の多くの頭痛に対しては、一般的な薬の処方では効果が現われなかったが、いったんグルテンフリーの食事にすると、苦痛から解放されたというのだ。

アレシオ・ファサーノ博士は世界的に有名な小児の消化器専門医でマサチューセッツ総合病院のセリアック病研究センター長であり、グルテン過敏症の研究の第一人者だ(29)。

グルテン過敏症に関するある米国内の学会で会ったとき、彼のほうから、「グルテン過敏症の患者はセリアック病だとの診断を受けている人も含めて、頻繁に頭痛に苦しむということはもはやわかっている」と言ってきた。私たちは、グルテンに起因するこの種の頭痛が一般社会から誤解されていることについて憂いているのだ。極めて簡単に解決できるのに、苦しんでいる本人たちのほとんどは、自分がグルテンに過敏であるとは気づいてもいないのだから。

イタリア人の研究者が、セリアック病や慢性頭痛に悩まされている八八人の子供たちに対するグルテンフリー試行実験を行なったとき、子供たちの七七・三パーセントは頭痛が軽減し、そのうち二七・三パーセントは頭痛から完全に解放された。

この研究では、頭痛に悩んでいてもセリアック病だとの診断は受けていない子供たちの五パーセントが実はセリアック病だったこともわかった。この数値は、一般的な子供たちを調べた研究者が発表した〇・六パーセントよりもはるかに高い。

慢性的な頭痛に苦しむ子供たちのうち、こんなに多くがグルテンに対して強い過敏症であるのは偶然なのか。そして、食事からグルテンを除外すると不思議と頭痛が消えるのは運がよかったからなのか。どちらも違う。

残念ながら、頭痛に苦しむ子供たちの多くはグルテン過敏症の検査を受けておらず、その代わりに強い薬を与えられている。

子供の頭痛には標準的に非ステロイド性の抗炎症剤、アスピリン含有化合物、トリプタン、麦角アルカロイド、ドーパミン拮抗薬などが処方される。これらの薬によって、体重減少や食欲不振、腹痛、集中力の欠如、鎮静状態、知覚異常といった副作用が見られる。[30] 私は自分の子供にはこうした副作用を味わってほしくない。

また、ここ数年で行なわれた数多くの研究において、抗けいれん剤は子供たちの頭痛を軽減できず、プラセボ（偽薬）にもおよばないことがわかった。[31] 実は有益で効果があり、安全に使える薬だと証明できているものはほとんどない。食事の選択や栄養の補足よりも薬に注目してしまうと、残念ながら、頭痛の根本的原因が解決しにくくなるのである。

★子供と偏頭痛

小児人口において偏頭痛の罹患率は増加している。思春期の始まる前は、女の子も男の子も等しくかかる。

その後、偏頭痛に悩む女性は男性の三倍となる。偏頭痛を持つ子供が成人してからも偏頭痛に苦しむリスクは五〇〜七五パーセントだ。そして偏頭痛は八〇パーセントが遺伝する。子供のころの偏頭痛は、学校を欠席するおもな理由のトップ3に挙げられるほどなのだ。[32]

お腹の脂肪が頭痛を悪化させている

腹部の脂肪がさまざまな健康問題（心臓疾患、糖尿病、認知症など）のリスクを高めることはすでに広く知られている。

しかし、腹囲のせいで頭痛のリスクが上昇するとは誰も考えていないだろう。驚くなかれ、腹囲は、五五歳までの男性にとっても女性にとっても、一般的な肥満よりもよほど偏頭痛の予測因子となるのだ。

過去数年で、この結びつきがどれほど確かなものなのかを科学的に示すことができるようになった。フィラデルフィアにあるドレクセル大学医学部の研究者たちは、現在進行中のアメリカ全国健康・栄養調査（ＮＨＡＮＥＳ）の二万二〇〇〇人以上の参加者のデータを調べた[33]。研究者たちの判断によると、二〇歳くらいから五五歳までの男女にとっては、過剰な腹部脂肪があると、たとえ病的なほど太っていなくても、偏頭痛が悪化するという。女性はお腹のまわりに三〇パーセント以上も余分な脂肪を蓄えていると、余分な脂肪のない女性よりも偏頭痛に苦しみやすい。

ほかにも数多くの研究が行なわれ、肥満と慢性頭痛のリスクの間に厳然たる強い結びつきがあることが判明している[34]。

二〇〇六年に発表された三万人以上の人たちを対象にしたある大規模な研究では、日常的な慢性頭痛のリスクは標準的体重のグループに比べて、肥満のグループでは二八パーセントも高いことがわかった。病的に太っている人の場合には、日常的に慢性頭痛を発症するリスクが七四パーセントも高かったのである。

研究者がとくに偏頭痛に悩む人たちをくわしく調べたところ、体重過多の人たちは四〇パーセントもリスクが高く、肥満体の人は七〇パーセントも高かった[35]。

本書をここまで読むと、脂肪は強力なホルモン分泌器官であり、炎症促進性化合物を生成しているシステムであることがわかる。脂肪細胞は炎症反応を引き起こすサイトカインを大量に分泌する。頭痛は根本的には炎症の徴候であり、これまで網羅してきた脳関係のほかの病気とほとんど変わりはない。

だとすると、生活習慣因子（たとえば体重過多、運動不足、喫煙）と頭痛の関係を調べる研究において、腹部の脂肪と慢性頭痛が結びつくというのは当然のことである。

数年前、ノルウェーの研究者が五八四七人の青年期の学生に頭痛について聴き取り調査を実施。診察に加えて、生活習慣をチェックした[36]。定期的に体を動かし、喫煙はしないという人たちは、望ましい生活習慣グループに分類した。彼らは、一つ以上の望ましくない生活習慣があるために、さほど健康的ではないと見なされた人たちと比較された。

結果はどうだったか。体重過多の人たちは四〇パーセントも頭痛に悩まされるリスクが高かった。あまり運動をしない人たちはリスクが二〇パーセント高く、喫煙する人たちは五〇パーセント高かった。しかし、こうしたパーセンテージは、学生が二つ、三つとリスク因子にチェックをつけたときには悪化した。もし体重過多で、喫煙もして運動はしないのであれば、その人は慢性的頭痛のリスクがはるかに高まった。

あなたも腹部が大きければ大きいほど、頭痛のリスクは高まる。普通、頭痛に苦しむとき、生活習慣や食事についてはあまり考えないだろう。その代わり、薬に頼り、何とか対処しようとする。しかし今日までのすべての研究によって、頭痛をどうにかして処置し、永遠に治してしまうには、生活習慣がいかに重要なのかが判明している。

大切なのは、余分な体重を減らし、グルテンを除外し、低炭水化物・高脂肪の食事をし、健康的な血糖バランスを維持することだ。

★頭痛から解放される処方箋

頭痛を引き起こす原因はたくさんある。

考えうる犯人をすべてあげることはできないが、頭痛を和らげるいくつかのヒントを示しておこう。

・睡眠のサイクルをきっちりと守ること。これは体のホルモンを調整し、「ホメオスタシス」を維持するのに重要だ。ホメオスタシスとは、身体的に望ましい状態のことで、その状態だと生理機能のバランスがとれていることになる。

・脂肪を減らすこと。体重が重ければ重いほど、頭痛に苦しみやすくなる。

・活動的であること。じっとしていると炎症を引き起こす。

・カフェインとアルコールの摂取には気をつけること。どちらも摂りすぎは頭痛を誘発する。

・食事を抜いたり、不規則な食習慣のままにしたりしないこと。睡眠と同様に食事のパターンによって、頭痛のリスクに影響するホルモンのプロセスをコントロールできる。

・ストレス、不安、心配、さらには興奮を減らすこと。こうした感情は頭痛の原因としてごく一般的なものだ。

偏頭痛に苦しむ人はたいがいストレスの多い状況に敏感で、そのために脳内である化学物質が放出される。その化学物質のせいで、血管の病変が起こり、偏頭痛につながる。悪循環だが、不安や心配のような感情を持つと、筋肉が緊張して、血管が拡張し、偏頭痛がひどくなる。
・グルテン、保存料、添加物、加工食品を除外すること。第9章で説明する炭水化物が少なく、体にいい脂肪の多い食事をとろう。
とくに、熟成チーズ、燻製《くんせい》肉、グルタミン酸ナトリウム（ＭＳＧ、中国料理などによく含まれるうまみ成分）には注意すること。これらの成分のせいで偏頭痛のリスクが三〇パーセントも増す。
・頭痛を経験するパターンを調べること。そうすると自分はいつ頭痛を引き起こしやすいかがわかる。たとえば女性は月経周期に連動するパターンが見つかる場合が多い。自分のパターンがはっきりすれば、頭痛のサイクルがよくわかり、それに応じた行動がとれる。

グルテンフリーの食事療法だけを通じて、神経系の病気を治せる、もしくは軽くできるという事実は、とてもいいニュースだ。

多くの人はすぐに薬に頼ってしまい、まったくお金をかけずに生活習慣を少し変更すればいいだけの治療法に気づかない。ごく短期間、心理療法、あるいは追加的な薬物療法が必要な患者もいるかもしれない。しかし、多くの人は食品を替えるだけで問題は解決できる。最終的には薬を断ち、薬と縁のない生活がもたらす喜びを感じてもらいたいのだ。

思い出してほしい。もしも本書で勧めていることを実行し、グルテンを除外し、炭水化物を極力減らすことができれば、本章で述べている以上に素晴らしい効果が得られるだろう。ほんの数週間で気分が向上するのに加えて、体重が減少し、エネルギーが高まる。脳の機能が高まるように、体の生来の治癒能力もさらに向上するだろう。

第2部

脳の健康と機能を理想的に保つ食事・運動・睡眠

Grain Brain

The Surprising Truth about Wheat, Carbs, and Sugar
—Your Brain's Silent Killers

穀物によって脳がどれだけ大きな影響を受けているか――それはおわかりいただけただろう。ここでいう穀物とは、小麦だけでなく炭水化物すべてが含まれる。

では、脳の健康と機能を理想的に保つにはどうすればいいのだろうか。これから第2部では、そのためのカギとなる三つの生活習慣を具体的に取り上げる。

その三つとは、言うまでもなく、食事、運動、睡眠だ。

三つとも、脳が活発になるかならないか、あるいは衰え出すか出さないか、そのいずれにおいても重要な役割を果たすのである。

第6章

最良の「脳のための食習慣とサプリメント」

われ、肉体と精神をより素晴らしく働かせるため、断食す。
――プラトン

断食が脳をより明晰にする

人類とほかの哺乳類の極めて大きな差は、体のほかの部位に対する脳の大きさの比率である。たとえば象の脳の重さは七五〇〇グラムで、人間の一四〇〇グラムよりはるかに重いが、象は脳が全体重の五五〇分の一の重さであるのに対し、人間の脳は全体重の四〇分の一を占める。「脳力」や知性のカギは、体の大きさに対する脳の大きさの割合なのだ。[1]

さらに重要なのは、人間の脳が不釣り合いなほど多量のエネルギーを消費することである。人間の脳は全体重の二・五パーセントしかないが、静止時の体のエネルギー消費量のなんと二二パーセントを消費している。人間の脳は、ゴリラやオランウータン、チンパンジーなど、ほかの類人猿の脳より、約三・五倍も多くエネルギーを消費するのだ。

だから、人が脳を機能させ続けるには、食事でカロリーをしっかり摂る必要がある。

幸い私たちは、食糧難のような過酷な状況でも生き延びられるよう、技能や知能を発達させてきた。人間は計画を立て、将来に備えることもできる。加えて、自らの脳の驚異的な能力をより理解すれば、どんな食事をすれば脳にいいのかもわかるのだ。

人体の重要なメカニズムの一つが、飢餓状態のときに脂肪を「生命維持に必要な燃料」に変える能力である。

人は脂肪を「ケトン」という分子に分解することができる。断食が脳を育むという、一見矛盾する理屈が生じるのはこのためであり、さらにこのことから、人類学上の熱い論争の説明もつく。

その論争とは、なぜ人類の親戚であるネアンデルタール人は三万～四万年前に地球上にいなくなったのかという疑問である。

ネアンデルタール人はかしこいホモ・サピエンスに「消された」とするのが無難なようだが、いまでは多くの学者が、絶滅のおもな原因は食糧難ではないかと考えている。それは、ネアンデルタール人は脂肪を利用して脳に栄養を与える生化学的経路がなかったので、生き抜けなかったのかもしれないのだ。

ほかの哺乳類の脳と違って、人間の脳は飢餓の際、代わりのカロリー源を用いることができる。

通常は毎日の食事によって、脳にブドウ糖が燃料として供給される。食間にも脳には引き続きブドウ糖が安定して供給されるが、このブドウ糖はおもに肝臓と筋肉のグリコーゲンを分解してつくられる。

だが、グリコーゲンの蓄えは、同量のブドウ糖しか供給できない。蓄えがなくなると、代謝が変わり、新たにブドウ糖の分子を、おもに筋肉にあるタンパク質のアミノ酸からつくるようになる。この過程はその名も「糖新生」という。プラス面では、これによって必要なブドウ糖が器官に与えられるが、マイナス面では、筋肉が犠牲になる。筋肉を消耗してしまうことは、当然、好ましいことではない。

ところが、人間には脳を働かせる生理学的しくみがもう一つある。

食料がもはや手に入らなくなって三日ほどたつと、肝臓が体内の脂肪を使って、特別な脂肪「ケトン」をつくり始めるのだ。このとき、β《ベータ》ヒドロキシ酪酸が脳のための非常に効率のよい燃料源となって、食糧難の間も長期間、認知機能を保つのである。こうした代わりの燃料源のおかげで、「糖新生」に頼ることが減り、その結果、筋肉量が保たれるのだ。

しかしそれ以上に、ハーバード・メディカル・スクールのジョージ・F・ケーヒル教授の言うように、「最近の研究では、βヒドロキシ酪酸が『ただの燃料』ではなく『スーパー燃料』であることを示している。ブドウ糖より効率よくATPエネルギーを生産するのだ(2)」。

実際、ケーヒル博士たち研究者は、βヒドロキシ酪酸はココナッツオイルを食事に加えるだけで簡単に得られ、抗酸化機能を高め、ミトコンドリアの数を増やし、新しい脳細胞の成長をうながすとしている。

研究ではカロリー制限によって活性化される、脳にも体にもよい効果をもたらす遺伝経路の多くが、たとえ短期間の断食でも同じように機能することが証明されている。(3)

これは従来の「断食をすると代謝が低下し、体が飢餓モードに入るため、脂肪を保ち続ける」という考え方とはまったく逆だ。断食は実際には減量をうながし、脳の健康も高めるという全身への効果がある。


二〇〇九年一月、『米国科学アカデミー紀要』に、ある研究論文が掲載された。その研究は、ドイツの研究者たちが二つの高齢者グループの比較を行なったものだ。片方はカロリーを三〇パーセント減らし、もう片方は何でも好きなものを食べてよしとした。研究者たちは二つのグループの記憶機能に差が出るかを調べ、三カ月の実験を終えての結論は次のとおりだった。

カロリー制限食事療法のグループの記憶機能はかなりの向上が認められた。一方、制限なしで自由に食べられる人たちは、小幅ながら記憶機能低下の特徴がはっきりと見られたのである。

研究者たちは、脳の健康に対する、現在の薬によるアプローチが非常にかぎられていることに触れた上で、「この研究結果を利用すれば、高齢化に際して認知面の健康を維持するための、

新たな予防と処置方法が開発できるかもしれない」と結論づけた。(4)

脳を強化し、変性疾患への抵抗性を高めるカロリー制限の役割を示すさらなる証拠を提示したのは、米国国立老化研究所のマーク・P・マットソン博士だ。

多くの人が、アルツハイマー病は遺伝としてDNAから受け継がれるものだと思い込んでいる。しかし、この研究でそうではないことが判明した。

「疫学的データからわかるのは、摂取カロリーが少ない人は脳卒中や神経変性疾患のリスクが軽減するかもしれないということだ。食物消費とアルツハイマー病や脳卒中のリスクの間には強い相関関係がある。データからは、日常的に摂取カロリーがとりわけ少ない人は、アルツハイマー病やパーキンソン病のリスクが極めて低いということがわかる(5)」

マットソン博士はナイジェリア人の家族を対象にした研究についても述べている。一家のうち何人かが米国に移住した家族を対象にした研究だ。米国に居住しているナイジェリア移民におけるアルツハイマー病罹患率は、ナイジェリアに残った親族に比べて増えていた。遺伝子上は移住したナイジェリア人もナイジェリアに残った親族も同じだった(6)。変わったのは環境、ことにカロリー摂取だけだ。研究で明らかになったのは、高カロリー消費が脳の健康に有害な影響を与えているということだ。

カロリーを何パーセント減らせば脳にいいのか

では、いまのあなたはカロリー摂取を何パーセント減らせばいいか。

次のデータを見れば、「三〇パーセント」といえるだろう。

私たちは一日平均、一九七〇年に比べて五二三カロリー以上を多く摂取している。[7] 多くの人が正常なカロリー消費量は、女性が一日におよそ二〇〇〇カロリー、男性は一日におよそ二五五〇カロリー（活動や運動のレベルによってはもっと必要になる）だと考えている。しかし、国連の食糧農業機関（ＦＡＯ）のデータによれば、平均的なアメリカの成人の消費量は一日に三七七〇カロリーだ。[8] 一日平均の三七七〇カロリーから三〇パーセントを減らせば、二六四〇カロリーになる。

増えてしまったカロリーの多くは、糖質が原因だ。

平均的な米国人は一年間に一〇〇～一六〇ポンド（約四五～約七三キログラム）の精製糖を消費しており、これは三〇年間で二五パーセントも増えるという急上昇ぶりを示している。[9] そのため、ただ糖質の摂取を減らすだけでも摂取カロリーを減らすには大いに役に立つだろう。

それは明らかにダイエットのためになる。

だが、カロリー制限は私たちにとって目新しいものではない。大昔から認識されていたのだ。カロリー制限は、癲癇《てんかん》の発作をめぐる医学的歴史の中では、一番の効果的な処置だった。現在では、それがどのように、そしてなぜそれほど効果的なのかもわかっている。カロリーを制限すると、神経細胞が保護され、新しい脳細胞の成長が進み、既存の神経回路網の影響範囲を拡大することができる。

線虫類をはじめ、サルなどのさまざまな種において、カロリー摂取が少ないことと、長生きは大いに関係があると立証されている。そしてカロリー摂取を減らすと、アルツハイマー病やパーキンソン病にかかる率も減ることがわかっている。

消費するカロリーをごく少なくするとフリーラジカルの産生も減り、同時にミトコンドリアからのエネルギー生成が高まる。

ミトコンドリアとは、細胞内の、ごく小さい細胞小器官で、化学的エネルギーをATP（アデノシン3リン酸分解酵素）という形で生成する。ミトコンドリアはそれ自体のDNAを持ち、さらに現在ではミトコンドリアがアルツハイマー病やがんなどの変性疾患において重要な役割を果たすことがわかっている。

カロリー制限は、アポトーシス（細胞がプログラムに従って死ぬプロセス）を減らすことにも大きな効果がある。

アポトーシスは、細胞内にある遺伝子のメカニズムのスイッチが入ったときに起こり、その細胞は死にいたる。この現象は、極めて自然な働きである。アポトーシスは、生命のために重要な細胞の機能だ。あらかじめプログラムされた細胞の死は、すべての生体組織にとって正常かつ不可欠な部分だ。

しかし、効果的なアポトーシスと破壊的なアポトーシスの間は、バランスが取れていなくてはならない。加えて、カロリー制限がきっかけとなり、炎症要因が減少し、神経細胞保護因子、とくにＢＤＮＦが増加する。また、過剰なフリーラジカルを抑制する際に重要な酵素や分子が増えることにより、体の自然な酸化防御機構が強化されることも判明している。

二〇〇八年、チリ大学のヴェロニカ・アラヤ博士は自身の研究について報告を行なった。その研究の間、肥満体の被験者に三カ月のカロリー制限食事療法を課し、併せてカロリーの二五パーセントを減らした[10]。

アラヤ博士たちが測定したところ、被験者のＢＤＮＦ生成が並外れて増加しており、これが食欲を大きく減らすことにつながっていた。またその逆、つまり糖質の多い食事を与えた動物においてBDNF生成が減ってしまうことがわかった。

カロリー制限と新しい脳細胞成長に関連してもっともよく研究された分子の一つが、サーチュイン1（SIRT1）という、遺伝子の発現を調整する酵素だ。サルの場合、SIRT1の活性が上昇するとアミロイド（蓄積するとアルツハイマー病のような疾患の特徴となる、デンプンのようなタンパク質）を分解する酵素が増える。[11] 加えて、SIRT1の活性化は細胞上のある受容体を変化させ、炎症の抑制を導く。

おそらくもっとも重要なのは、カロリー制限によるSIRT1の反応経路を活性化するとBDNFが増えることだ。BDNFは脳細胞の数を増やすだけではなく、機能的なニューロンへの分化を強化する（これもカロリー制限によって）。この理由から、BDNFが学習と記憶を向上させるというのだ。[12]

断食は炎症を抑え、脳を保護する抗酸化物質を増やす。

断食によって脳は燃料としてブドウ糖を使うのをやめ、肝臓でつくられるケトンを使うようになる。脳が燃料としてケトンを代謝しているときは、細胞自殺（アポトーシス）も減り、一方、ミトコンドリアの遺伝子は始動して、ミトコンドリアが複製される。つまり、断食で脳がよりクリアに働くようになるのだ。

★多くの宗教が断食を勧めている

精神的探求としての断食は、宗教史に欠かせない。主要な宗教はどれも、儀式をはるかに超えた行為として、断食を奨励する。断食は常に精神的修行の基本だった。たとえばイスラム教のラマダンや、ユダヤ教の贖《あがな》いの日の断食がある。ヨガ行者は食事で耐乏生活を実践し、シャーマンは霊界との交わりを求める儀式の間、断食する。断食は敬虔《けいけん》なキリスト教徒の間でも一般的な修行であり、聖書には一日、三日、七日、四〇日の断食の例が見られる。

いま注目の「ケトン食療法」について

カロリー制限はさまざまな反応経路を活性化することができ、それらの反応は脳を保護するだけではなく、新しい神経回路網の成長も強化する。

一方、同じ反応経路は、ケトン体と呼ばれる特別な脂肪を消費することでも活性化される。

このメカニズムから一九二〇年以来、いわゆる「ケトン食療法」が癲癇の処置となり、現在では、パーキンソン病、アルツハイマー病、ALS、さらには自閉症に対しても治療効果のある選択肢だと再評価されつつある。(13)(14)(15)

二〇〇五年のある研究では、パーキンソン病患者が二八日間のケトン食療法を行なっただけで、投薬や脳外科による治療にも匹敵するほど著しい改善を見せた。(16) とくにケトン体脂肪（すなわち、中鎖脂肪酸〈MCT〉油）が、アルツハイマー病患者の認知機能に著しい改善をもたらすことが判明した。(17)

話題のココナッツオイルは、このMCTの摂取源であり、またアルツハイマー病の処置に対する有益なアプローチだとされている。(18) ケトン食療法によって、脳内のアミロイドが減少することがわかっており、(19) さらに、海馬のグルタチオン（体内に生来存在し、脳を保護する抗酸化物質）が増加する。(20) さらに、ミトコンドリアの増加をうながし、代謝効率を上昇させる。(21)

科学では一般的に、人間の生理機能におけるケトンの主要な生成源として肝臓を調べてきたが、現在、脳は星状膠細胞《せいじょうこうさいぼう》という特別な細胞でケトンが生成できると認識されている。こうしたケトンは大いに神経細胞を保護する。フリーラジカルの産生を減らし、ミトコンドリアの生合成を増やし、脳関連の抗酸化物質の生成を刺激するのだ。さらにケトンはアポトーシスの反応経路を妨げる。その反応が妨げられなければ、脳細胞は自殺にいたる。

残念ながら、ケトンはこれまで不当に非難されてきた。私はインターンシップをしていたとき、夜中に看護師に起こされ、「糖尿病性ケトアシドーシス」の患者の処置を行なうように言われたのを覚えている。医者も医学生もインターンも、その状態の患者にあたるとおびえてしまうのだが、それなりの理由がある。

糖尿病性ケトアシドーシスは、インスリン依存型の一型糖尿病の患者において、燃料としてグルコースを代謝するためのインスリンが不足した場合に起こる。体は脂肪に頼るようになり、ケトンが危険なレベルにまで大量に生成される。ケトンは血液中に蓄積されると有毒なものとなるからだ。同時に、炭酸水素塩が大量に失われ、それよってpHが著しく低下する（アシドーシス）。結果として、一般的に患者は血糖の上昇によって水分を大量に失い、緊急医療措置が必要な状態になる。

こんな状態は極めてまれであり、インスリン値を調整できない一型糖尿病患者に起こるものだ。人間の生理機能は通常、血中のある程度のケトンに対処できるように進化している。これができるという点で、人間は動物の中でもかなり特殊だ。おそらくは体の重さに対する脳の重さの割合が大きく、脳がたくさんのエネルギーを必要とするためだろう。静止状態で、酸素消費の二〇パーセントは脳に使われている。

進化の観点からいえば、血糖が低下し、肝臓のグリコーゲンがもはや使えない（飢餓状態の）

ときにケトンを燃料として使う能力は、生存し、狩猟採集を続けるときに必須だった。ケトンは人間の進化において重要なしくみであり、そのおかげで私たちは食糧不足のときにも耐えられるのだ。

『ヒトはなぜ太るのか?』の著者、ゲーリー・トーベスの言葉を借りれば、「実際、軽度のケトン症を起こすことが、炭水化物を口にしないときの、人間の通常の代謝状態だと定義することができる。人間の歴史の九九・九パーセントの間、炭水化物など食べていなかった。つまり、ケトン症は単なる自然な状態ではなく、とりわけ健康な状態でさえある」[22]。

★瞑想による治療の威力

ほかにも「脳にいい」生活習慣がある。それは瞑想だ。数々の研究から、瞑想をする人は病気の中でもとりわけ脳疾患にかかるリスクがはるかに低いことがわかっている[23]。瞑想を体得するには時間も訓練も必要だが、たくさんの利点があり、そのどれもが長寿にかかわってくる。この方法をどのように学ぶのかについて、私のウェブサイト http://www.DrPerlmutter.com をご覧いただきたい。

炭水化物を減らし、脂肪を増やすと何が起きるのか。

断食をしたときと同様の反応が起こる。つまり、脳を働かせるための燃料として脂肪を使ってケトンをつくるようになるのだ。

前述のように、炭水化物ではなく、脂肪を燃焼させるとケトン症になる。これは本来、悪いことではない。

人間の体は地上を歩きまわり出してからずっと、このしくみとともに生きてきた。軽いケトン症の状態は、実際には健康であり、私たちは朝起きたとき、軽いケトン症の状態とも言える。それは肝臓が体内の脂肪を燃料として使うために動員するからだ。心臓も脳も、血糖よりケトンを使うほうが二五パーセントほど効率よく働く。健康で正常な脳細胞は、ケトンを燃料にすると成長する。

完全にケトン食療法を実施しようとするとカロリーの八〇～九〇パーセントを脂肪から摂り、残りを炭水化物とタンパク質から摂らなければならない。確かにこれは極端だが、ケトンが脳にとって、はるかに効率的な燃料であることを思い出してほしい。

一九二一年にメイヨークリニックのラッセル・ワイルダーがケトン食療法を開発したときは、「基本的にすべて脂肪から」と提唱していた。

そして一九五〇年代になって、中鎖脂肪酸トリグリセリド（ＭＣＴ）が体内でβヒドロキシ酪酸の前駆体になること、そしてそれはココナッツオイルから摂取できることがわかった。

第9章で示す食事計画は、このケトン体生成の原理に従い、体が脂肪を燃焼させるようになるまで炭水化物を十分に減らし、食物脂肪を増やす。それによって、βヒドロキシ酪酸の生成を増加させようというのだ。

最初の四週間は炭水化物の摂取を一日に三〇～四〇グラムにまで制限し、その後は六〇グラムまで増やせる。

どの程度ケトン症になるかは、ケトン試験紙で測定できる。これは一般に糖尿病患者が用いるもので、アメリカではどの薬局でも買える。一滴か二滴の尿で、ケトン症の程度がすぐにわかる。ほとんどのケトン試験紙はケトスティックスのように色分けした表を用いており、たいてい薄いピンクが少量と微量の存在を示す。これは体がケトンをエネルギーとして効率よく使用しているということである。

この食事計画を実行し始めると、第一週目が終わるころには、軽いケトン症になるだろう。その結果は自分で確かめられる。中にはケトン症の程度が高いほうが調子のいい人もいる。

脳の働きを高める「サプリメント・ベスト7」

今日《こんにち》の診療現場では、残念なことに病院を訪れても、脳の不調の食い止め方について役に立つアドバイスはもらえそうにない。これが現実である。昨今、医師の患者一人あたりの診療時間は（どう長くみても）一五分未満で、しかもその医師が万全の最新知識を備えているかどうかはわからないのだ。

なおいっそう困るのは、現在の医師の多くが最初に教育を受けたのが数十年前で、現代の栄養やその健康への作用について、しっかり把握していないことである。

私は自分の業界をバカにしたくてこんなことを述べているのではない。その多くは経済的な原因から、引き起こされているのだ。

次の世代の医師たちが、治療よりも、予防面に重きを置けるよう願っている。その視点から、ここで七つのサプリメントをお勧めしておきたい。

◉DHA

ＤＨＡ（ドコサヘキサエン酸）はサプリメント界のスターである。ＤＨＡは脳を守ってくれる物質として、あらゆるところに登場している。

★DHAがもっとも多い食べ物は？

私の講義で医師たちに、自然界でDHAをもっとも多く含むものは何かと尋ねると、ありとあらゆる答えが返ってくる。肝油、サーモンオイル、アンチョビオイル。アマニ油やアボカドだと考える者もいる。だがこれらには十分なDHAは含まれない。

自然界でもっともDHAを含むのは人間の母乳である。だから母乳養育が子供の神経の健康や成長のために大切だと、しきりに推奨されるのだ。

人間の脳はその重さの三分の二以上が脂肪であり、そのうちの四分の一がＤＨＡである。そしてこのＤＨＡは坑炎症作用を持っていて、体に負担がかかるような食事をとると、体を守るために戦士のように戦ってくれる。たとえば、グルテンに反応して起こる腸の炎症を抑えたり、糖質（とくにはちみつや果物に含まれる果糖）たっぷりの食事による悪影響を防いだり。さらに、炭水化物を摂りすぎて脳の代謝が低下するのを防いだりする。

また、ＤＨＡは脳の機能を高めるとされている。

最近行なわれたある実験では、平均年齢七〇歳で、軽い記憶障害のある人たち四八五人を二つのグループに分け、一方のグループには六カ月間、海藻から抽出したＤＨＡを含む栄養補助食品を、もう一方のグループにはＤＨＡを含まない食品をとってもらった。[24]

すると、実験の終わりには、ＤＨＡを与えられたグループは血液中のＤＨＡ値が二倍になっただけでなく、さらに記憶力などの脳の機能も格段によくなっていた。実験の研究リーダー、カリン・ユルコ・マウロ博士はこのように言っている。

「六カ月間、ＤＨＡのカプセルを飲んだ人たちは、そうではない人たちに比べて学習と記憶の能力テストで誤答が減った割合がほぼ二倍だった。これは学習および記憶能力が三歳若返ることと、ほぼ同等だ」

六五歳から九四歳までの八一五人に対して行なった別の研究では、ＤＨＡをもっともたくさん消費した人たちは、驚くべきことにアルツハイマー病にかかるリスクが六〇パーセントも低減していた。[25]これは、よく知られているほかの脂肪酸（ＥＰＡ、リノレン酸など）をしのいでいる。

フラミンガム心臓研究でも、素晴らしい効果を示していた。研究者たちは、一〇年近くにわたり、八九九人の男女のＤＨＡの血中濃度を比較した。期間中に認知症やアルツハイマー病にかかった人もいたが、血中のＤＨＡ濃度が高いままの人たちにおいては、認知症やアルツハイマー病のリスクは四七パーセント低かった(26)。また、一週間に二回以上魚を食べていた人は、アルツハイマー病発症のリスクが五九パーセントも下がっていた。

★子供とＤＨＡ

子供に行動面の問題があるからと、親が子供を連れて私のところにやってくると、私はいつもグルテン過敏症の検査をするのに加えてＤＨＡの値を調べる。ＤＨＡにはＢＤＮＦ生成のきっかけをつくるという役割があるため、子宮内にいるときや幼少期には重要なのだ。しかし現在、多くの子供たちはＤＨＡの値が十分ではない。そしてこれが、ＡＤＨＤの症例が多く見られる一因だ。私がこれまでに、ＤＨＡを補うように勧めるだけでＡＤＨＤを「治療した」事例は数知れずだ。307ページで、この重要な栄養補給について、お勧めの投与量を紹介している。

では、この頼もしいＤＨＡを増やすにはどうすればいいのか。

私たちの体は少量のＤＨＡを生成でき、また一般的な食事によるオメガ3脂肪酸、アルファリノレン酸から合成もできる。しかし少なくとも一日に必要な二〇〇〜三〇〇ミリグラムをすべて食べ物から摂取するのは難しく、ほとんどの人はこの目標のうち二五パーセントも摂れていない。

今日では多くの高品質のＤＨＡサプリメントが入手でき、ＤＨＡ強化食品は五〇〇以上ある。魚油からのＤＨＡか藻類からのＤＨＡかは、大きな違いはない。厳格な菜食主義者ならば藻類からのＤＨＡを選べばいいだろう。

◉レスベラトロール

一日に一杯の赤ワインを飲むと、健康にいいと言われるのは、このブドウに含まれる天然化合物、レスベラトロールによるところが大きい。

老化の進行を遅らせ、脳への血流を増やし、心臓の健康を増進させるだけでなく、脂肪細胞の成長を阻害して抑制するのだ。

だが、一杯のワインでは十分なレスベラトロールは摂れない。もっと効果を出すには、追加して服用する必要がある。

このレスベラトロールは、細胞を実にさまざまな病気から守るので、よく体の免疫システムや防御システムの補佐役と言われる。この一〇年でそのしくみがわかるようになったのは、おもにハーバード大学のデイビッド・シンクレア博士の業績のおかげである。博士はこのサプリメントが長寿に効果のある「サーチュイン」という遺伝子を活性化する能力を発見した。(27)

二〇一〇年、英国のノーサンブリア大学の科学者たちは、『アメリカン・ジャーナル・オブ・クリニカル・ニュートリション』誌に、なぜレスベラトロールが脳の機能の適正化にこれほど効果的なのかを論じた研究を発表した。(28)

その発表によると、二四人の学生にレスベラトロールを与えたところ、知的課題に取り組む間、脳内の血流の著しい増加が記録された。そして課題が難しいほど、レスベラトロールの効果は大きくなった。

この結果からすると、重要な試験や面接などを受ける前には、みながレスベラトロールを飲むべきだということなのか。それはまだ議論の余地がある。

だが、いまのところ、毎日、量を控えめに足すだけでも脳によいことがわかっている。「控えめ」というところに注意してほしい。

以前の研究では、効果を出すには多量の摂取が必要とされたが（具体的にはワイン数百本を飲むのに匹敵する量）、新しい研究では、もっと少ない量（一日わずか四・九ミリグラム）でも、プラスの効果が出るとはっきり証明されている。

◉ターメリック

ターメリック（ウコン）はショウガ科に属する、カレー粉を黄色くする香辛料であり、とくに脳に効能をもたらすものとして盛んに科学研究の対象とされている。そしてその多くが抗炎症性や抗酸化作用を認めており、これらは有効成分クルクミンから生じる。

クルクミンは昔から中国やインドのアーユルベーダの医薬品として、何千年にもわたって用いられてきた。抗酸化や抗炎症、抗真菌、抗細菌作用がよく知られているが、とりわけ脳に新しい神経細胞（ニューロン）をつくるのに重要な役割を果たすＢＤＮＦというタンパク質を増加させるという点が注目されている。ターメリックを大量に使用する地域では認知症にかかる人の率が著しく低いのだが、それが多くの科学者たちの関心の的になっているのだ。

米国疫学雑誌の『アメリカン・ジャーナル・オブ・エピデミオロジー』の報告において、研究者は高齢のアジア人のカレーの摂取程度と認知機能との関係を調べた[29]。

カレーを「ときどき、しばしば」食べるグループは「まったく、あるいは、めったに」食べないグループより、認知機能を測るテストでかなり高得点を取った。

このクルクミンには、ミトコンドリアの保護に役立つ幅広い種類の抗酸化物質を生成する遺伝子を活性化させる能力があることがわかっている。また、ブドウ糖の代謝も改善する。こうした性質はどれも脳疾患のリスク低減につながる。

もし、家庭であまりカレー料理をつくっていないならば、おそらく日常的に食事からターメリックを多く摂取できてはいない。その場合は、サプリメントでの補充を考えてみよう。

◉プロバイオティクス

腸内細菌を支える生きた微生物であるプロバイオティクスの豊富な食品を食べると、脳の活動に影響し、ストレスや不安、うつ状態の軽減に役立つことがあるという驚くべき研究が、この数年発表されている[30][31][32]。

腸内に存在して消化を助ける、これら多数の「善玉細菌」は、プロバイオティクスによって増加し、養われる。そしてセロトニン、ドーパミン、神経成長因子といった神経化学物質の生成、吸収、移動に役割を果たす。これらの物質はみな正常な脳と神経の機能に欠かせないものである。

こうしたしくみを理解するには、微生物と消化管、そして脳の間の情報伝達について知っておく必要があるだろう[33]。

消化管が「第二の脳」だとよく言われるのは本当である[34]。近年、脳と消化器系の間の緊密な情報伝達ハイウェイの存在を多くの研究が証明している。この双方向のつながりによって、脳は腸で起きていることに関する情報を受け取り、中枢神経系は情報を消化管へ送り返して、ちょうどいいバランスを維持しているのだ。

こうした双方向の伝達によって、人間は摂食行動と消化をコントロールすることができ、夜の安眠ももたらされる。消化管はホルモン信号も送り出し、満腹感、空腹感、さらには腸の炎症の痛みまでも脳へ中継する。

制御できないセリアック病、過敏性腸《かびんせいちょう》症候群、慢性炎症性腸疾患など、腸を襲う病気や疾患では、消化管が私たちの幸福に大きく影響しうる。私たちがどう感じるか、よく眠れるか、活力はどれくらいか、どれほど痛みがあるか、さらには、どう考えるかといったことにさえつながってくるのだ。

現在、研究者は一部の種類の腸内細菌が肥満、炎症性および機能性消化管疾患、慢性の痛み、自閉症、うつ病にかかわっている可能性があると見ている。またこれらの細菌が、人の感情においていて果たす役割も調べている[35]。

消化管が処理して脳へ送る情報は、ことごとく私たちの幸福感にかかわる。ならば、消化管のもっとも大事な協力者である健康な腸内細菌を飲むだけで、幸せになれるのだから、飲まない手はない。

ただし、ヨーグルトや乳酸菌飲料などプロバイオティクス強化食品は多く存在するが、こうした食品はしばしば糖分が多すぎるきらいがある。アシドフィルス菌やビフィズス菌など、さまざまな種類（少なくとも一〇）のプロバイオティクスをサプリメントで摂り、さらに言えば、一カプセルに少なくとも一〇〇億の有効な細菌が入っているのが理想である。

◉ココナッツオイル

前述したとおり、ココナッツオイルは神経変性の症状を予防し、治す働きをサポートしてくれる。言うなれば、脳のスーパー燃料だ。それに、炎症も抑えてくれる。茶さじ一杯をそのまま飲んでもいいし、料理に用いてもいい。熱に強いので、高温で調理しても問題ない。さまざまな料理に応用できるだろう。

◉アルファリポ酸

この脂肪酸は体内のすべての細胞内にあり、体の正常な機能のためのエネルギーを生産する。また、血液脳関門を通過し、脳内の水組織と脂肪組織で強力な抗酸化物質として作用する。科学者たちによって、これが脳卒中や認知症など、フリーラジカルによる損傷を含む脳の治療に使えるかどうか調査中である[36]。

アルファリポ酸は体内の生成で十分に供給できるが、現代のライフスタイルや適切でない食生活のせいで補充が必要になることも多い。

ビタミンD

ビタミンDを「ビタミン」と呼ぶのは誤っている。実際は脂溶性のステロイドホルモンだからだ。

多くの場合、ビタミンDを骨の健康やカルシウム値とばかり結びつけるが、ビタミンDはそれよりはるかに広範囲の効果がある。

ビタミンDの受容体は中枢神経系の全体にわたって存在することがわかっており、脳と脳脊髄液にあって神経伝達物質の生成と、神経の成長への刺激にかかわる酵素の調整を助けることもわかっている。

次に主要な発見をいくつかあげる。(37)

・ビタミンDの値が高いグループは、認知力低下のリスクが二五パーセント減少したと報告されている（こうした調査で、ビタミンDがはなはだしく不足していたグループは、六年にわたる追跡検査で認知力低下が六〇パーセント以上、起きやすかった）。(38)

・七年にわたって四九八八人の女性に実施された調査では、ビタミンDの摂取量がもっとも高かったグループは、アルツハイマー病になるリスクが七七パーセント減少した。(39)

・一九九八年から二〇〇六年に、八五八人の成人の精神状態を診断したところ、はなはだしいビタミンD不足のグループの精神機能に、かなりの低下が見られた[40]。

・ビタミンDの値が低いと、多発性硬化症患者のパーキンソン病と再発のリスクに影響が出るようだ（なお、調査結果では血液中のビタミンDの濃度が五ng／㎖増すごとに、それに対応して多発性硬化症の再発リスクが一六パーセント減少した[41]）。

・以前から、低レベルのビタミンDが、抑うつ症や慢性疲労の一因になることが医学文献では指摘されていた[42]。気分向上やストレス管理や活力アップには、脳ホルモンのドーパミンやエピネフリン、ノルエピネフリンの生成が必要だ。このホルモン生成に要する酵素の調整を助けるのに、十分なビタミンDが必要になる。軽いうつ状態から重いうつ病の人は、補充するだけで好転や改善が見られる。

このビタミンDが不足している場合、その補充に数カ月かかることもある。だが、しっかり補充すれば、骨の健康から脳の健康まで全身の状態が、さらにはインスリン感受性も大幅に改善されるだろう。

第7章

最良の「脳のための運動」

老いた精神は老いた馬のようなものだ。
正常に働くようにしておきたければ、運動させねばならぬ。
——ジョン・アダムズ

脳の萎縮《いしゅく》を防ぐ運動

ここで、抜き打ちテストを！

頭がさえて、脳疾患になりにくくなるのは、どちらだろう。

A 頭を使う難しいパズルを解く

B 散歩する

Aと答えた人を責めはしない。だが、まず散歩に行き（できるだけ早く）、それから頭を使うパズルに取り組むよう勧める。正解は、もうおわかりのように、Bである。

体を動かすという単純な行為のほうが、どんな脳トレパズルや数学の方程式、ミステリー小説や、さらには思考そのものよりも脳にいいのだ。

運動は体、とくに脳の健康にいい効果が多くある。有酸素運動は脳の記憶中枢の新たな脳細胞の成長をうながし、中高年層の記憶力低下を逆転させることが明らかになっているだけでなく、長寿につながる遺伝子を刺激してくれる。

運動が脳にいいことは以前からわかっていたが、実際に量的にも質的にもそれが証明されるようになってきたのは、ほんのここ一〇年である。[1][2] それには、神経科学、生理学、生物工学、心理学、人類学など、さまざまな分野の研究者と、多岐にわたる医学領域の医師たちの力を結集させる必要があった。ニューロンなど、脳の内部のしくみに関する分析や解明には、多くの先進技術の発達も必要だった。

サイエンス・ライターのグレッチェン・レイノルズの『ニューヨーク・タイムズ』紙での発言によれば、「運動と脳の健康とのつながりは非常に密接」であり、運動は「脳の萎縮を防ぎ、認知における柔軟性が高い脳をつくるらしい[3]」。つまり、脳の健康をつくるためには体を動かすことが、手っとり早く効果があるのかもしれないということである。

271ページに二つのグラフがある。

一つは運動の程度によるアルツハイマー病のリスクの比率の差を表わし、もう一つは運動の強度による差を示している。これを見れば一目瞭然だろう。[4]

私たちのゲノムは何百万年もかけて、食料を探し求めて動き続ける状況の中で進化してきた。つい最近まで、私たち人類は常に体を活発に動かしていたのだ。実際、私たちのゲノムは頻繁に運動することを想定している。生命を維持するために、定期的な有酸素運動を必要としているのである。

「運動が頭をよくする」という考えは、従来の生物医学の研究者だけでなく、数千年にわたる人類形成の糸口を探る人類学者も注目している。

二〇〇四年、『ネイチャー』誌に発表された進化生物学者、ハーバード大学のダニエル・E・リーバーマンとユタ大学のデニス・M・ブランブルの論文は、私たちが歴史上これほど長く生き延びてこられたのは、運動能力のおかげだと説く[5]。

私たちの祖先たちは、捕食者より速く走れて、食料になる貴重な獲物を探し出せたので、食事をつくり、交合のためのエネルギーを得て、生き残ることができたのだ。そして、そうした持久力を持った当時の「運動選手たち」の遺伝子が受け継がれたという。

これは興味深い仮説だ。長くなった足、短くなったつま先、複雑な内耳によって、二本足で立ったり歩いたりする間、バランスを保つことができるのである。

また、人間の脳がなぜこれほど大きくなったのか、科学は長い間、説明できなかった。人間の体の大きさを考えると、ほかの動物に比べて不釣り合いなほど脳が大きいのだ。かつての進化論的科学者たちは、人間の肉食行動や社会的交流の必要性をさかんに語った。他人と協力して狩りをするために複雑な思考パターンを要したというのだ。

だが、いまやここにもう一つの要因が浮かんでくる。「身体活動」だ。最新の研究によれば、人間の高度な脳が生まれたのは、「考える必要性」と、そして、「走る必要性」のおかげだとい

運動の程度を比較したアルツハイマー病のリスク

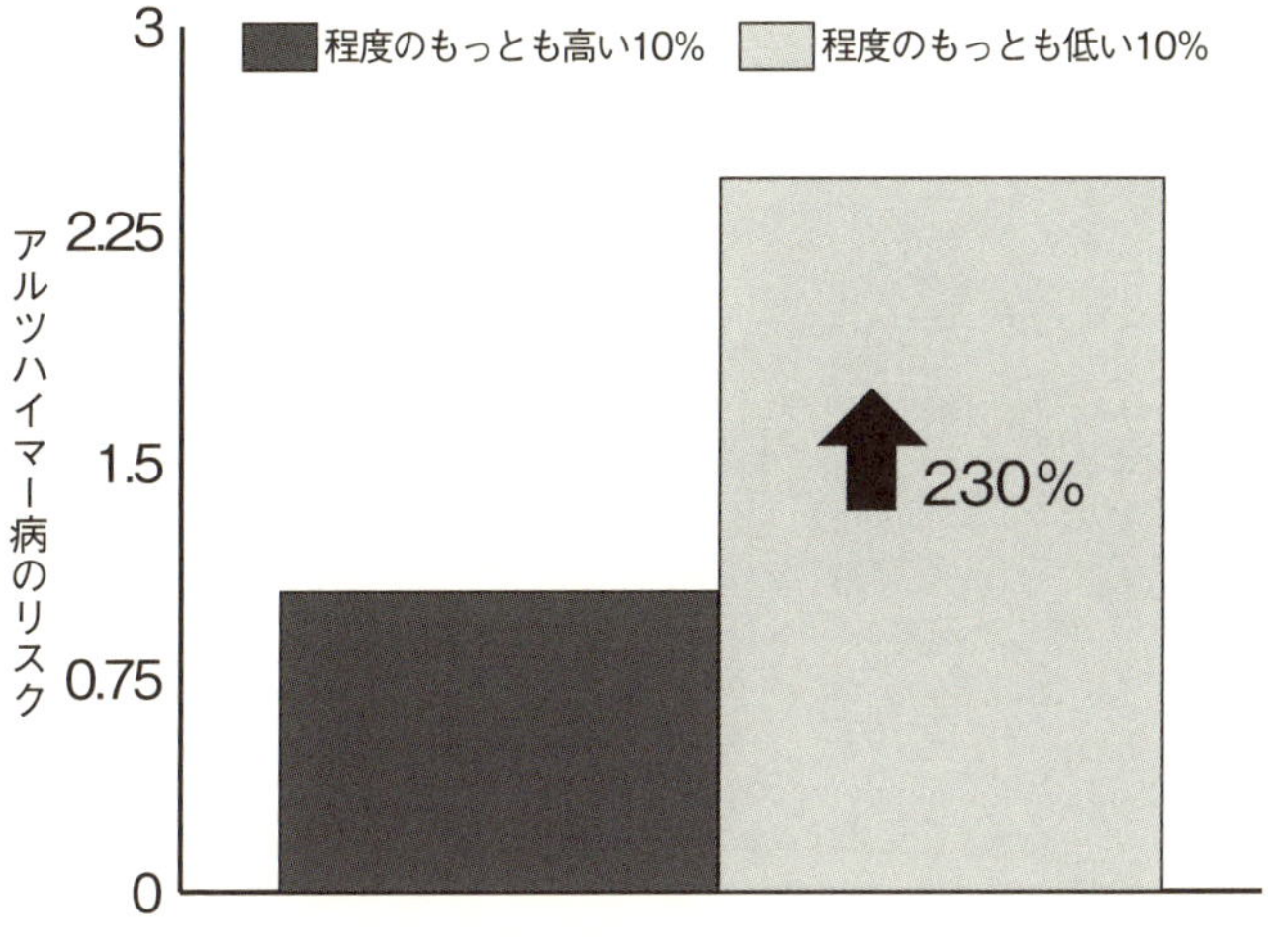

運動の強度を比較したアルツハイマー病のリスク

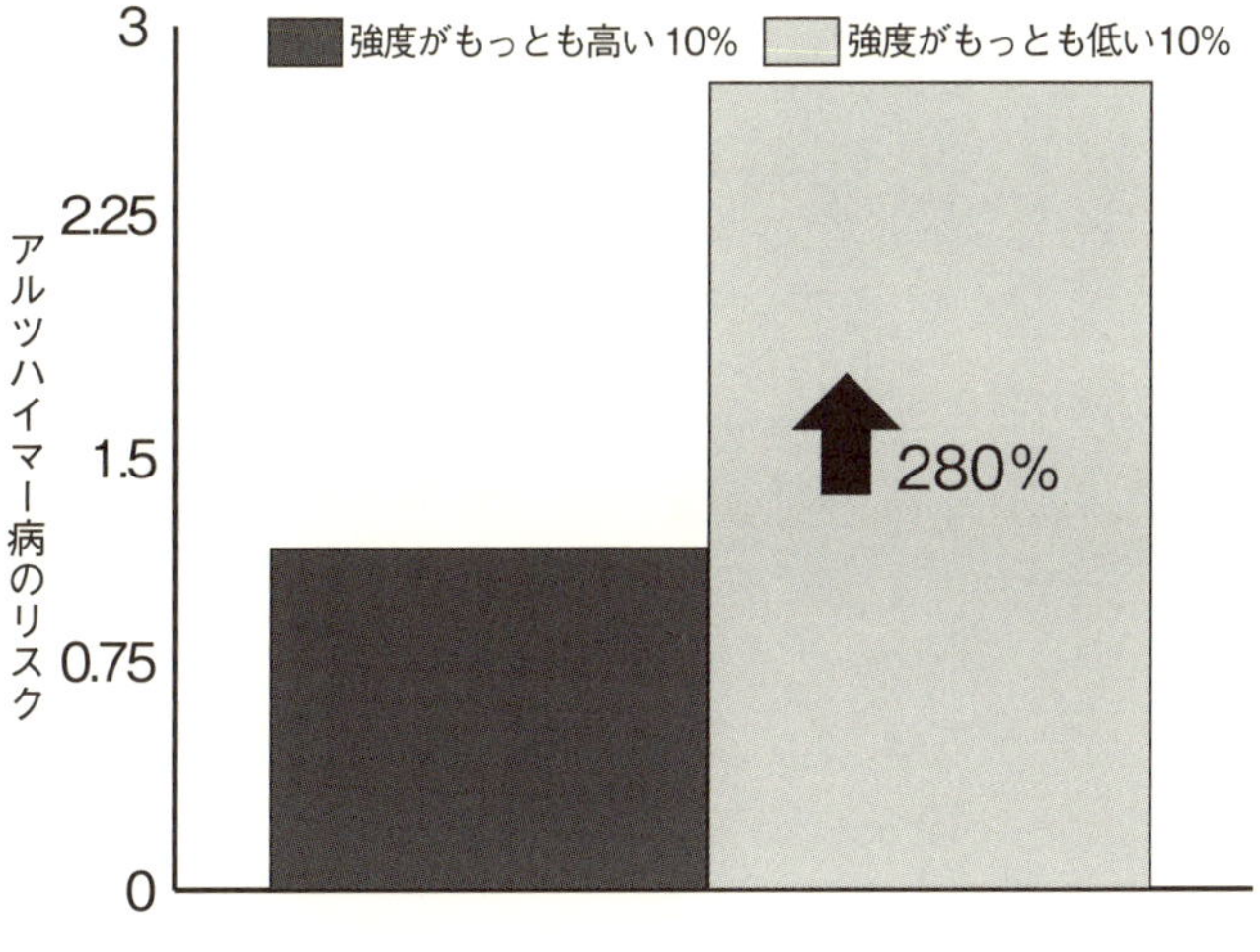

う。

この結論にいたるために、人類学者はモルモットやマウスからオオカミやヒツジまで、多くの動物の脳の大きさと持久力との間のパターンを調査した。(6) そして先天的に持久力がもっとも高い動物は、体の大きさに比して、脳の容積も大きいことに気づいた。

研究者はさらに、意図的に長距離走者に育てたマウスとラットを調べて実験した。ケージの中の回し車でよく走ったものを交配して、走るのが得意な系統の実験動物をつくったのである。すると一つの真実が明らかになってきた。これらの新たに生み出された動物では、BDNFなど組織の成長や健康を促進する物質の量が増え始めたのだ。BDNFは脳の成長をうながすこともわかっている。それゆえ、身体活動が人間のかしこさや俊敏さをつくる一助になったのではないかという見解が生まれたのである。

思考して推論し計画する能力が高まった初期の人間は、獲物を狩って殺すといった、生き抜くために必要な技術を磨いてきた。そして動けばますます機敏になって頭がさえ、動き続けることも、より効率的に動くことも可能になった。やがて人類は複雑な思考を始め、数学や顕微鏡、ノートパソコンなどを発明することになる。

要するに、もし身体活動が私たちの現在の脳を発達させるのに役立ったとしたら、その脳を維持するためには、運動する必要があったと言える。

運動がおよぼす脳への直接的な「5つの恩恵」

運動が脳の健康にいいと言われるのは、単に運動が脳への血流を促進して、細胞の成長と維持のための栄養を届けてくれることだけではない。最新の科学によると、こんな五つのメリットがある。

①炎症を抑える
②インスリン感受性を高める
③血糖コントロールを改善する
④記憶中枢を大きくする
⑤ＢＤＮＦの量を増やす

の五つだ。

二〇一一年、ジャスティン・Ｓ・ローズ博士とイリノイ大学先端科学技術ベックマン研究所のチームは、生活環境の異なる四つのグループのマウスを用いて実験をした(7)。

第一のグループは贅沢三昧《ぜいたくざんまい》な環境で、マウスが好む食べ物（ナッツ、果物、チーズ、味つきの水）を豊富に与えられ、鏡やボールやトンネルなど、たくさんのおもちゃが試せる。

第二のグループは、同じごちそうとおもちゃを与えられるほか、住みかに回し車がある。

第三のグループのケージは、無味乾燥な環境だ。おもしろい物は何もなく、マウスはごく普通のえさを食べる。

第四のグループには凝《こ》った設備や食事は与えられないが、その住みかには回し車がある。

実験の初めに、マウスたちは一連の認知力テストを受ける。続く数カ月間、マウスがそれぞれの住みかで好きなようにしたあとで、認知機能の再テストをして、その脳組織を検査したのだ。

明らかに目立つ違いは、回し車があるかどうかだった。ケージの中に遊ぶ物があるかどうかは重要ではなかった。回し車で走り、運動したグループは、脳がより健康で、認知力テストでほかをしのいだ。走らなかったグループは、たとえほかの点では刺激的な環境でも、認知力は向上しなかった。とくに、複雑な思考や問題解決力の増大を示していたのは、運動だけだった。

運動は新たな脳細胞の発生をうながすことがわかっている。別の科学者はマウスやラットを数週間走ったものと、じっとしていたものとで比較して、実際にこの効果を測定した。

ウォーキング・プログラム（有酸素運動）とストレッチ・プログラムのグループを比較した、１年間の海馬の大きさの変化

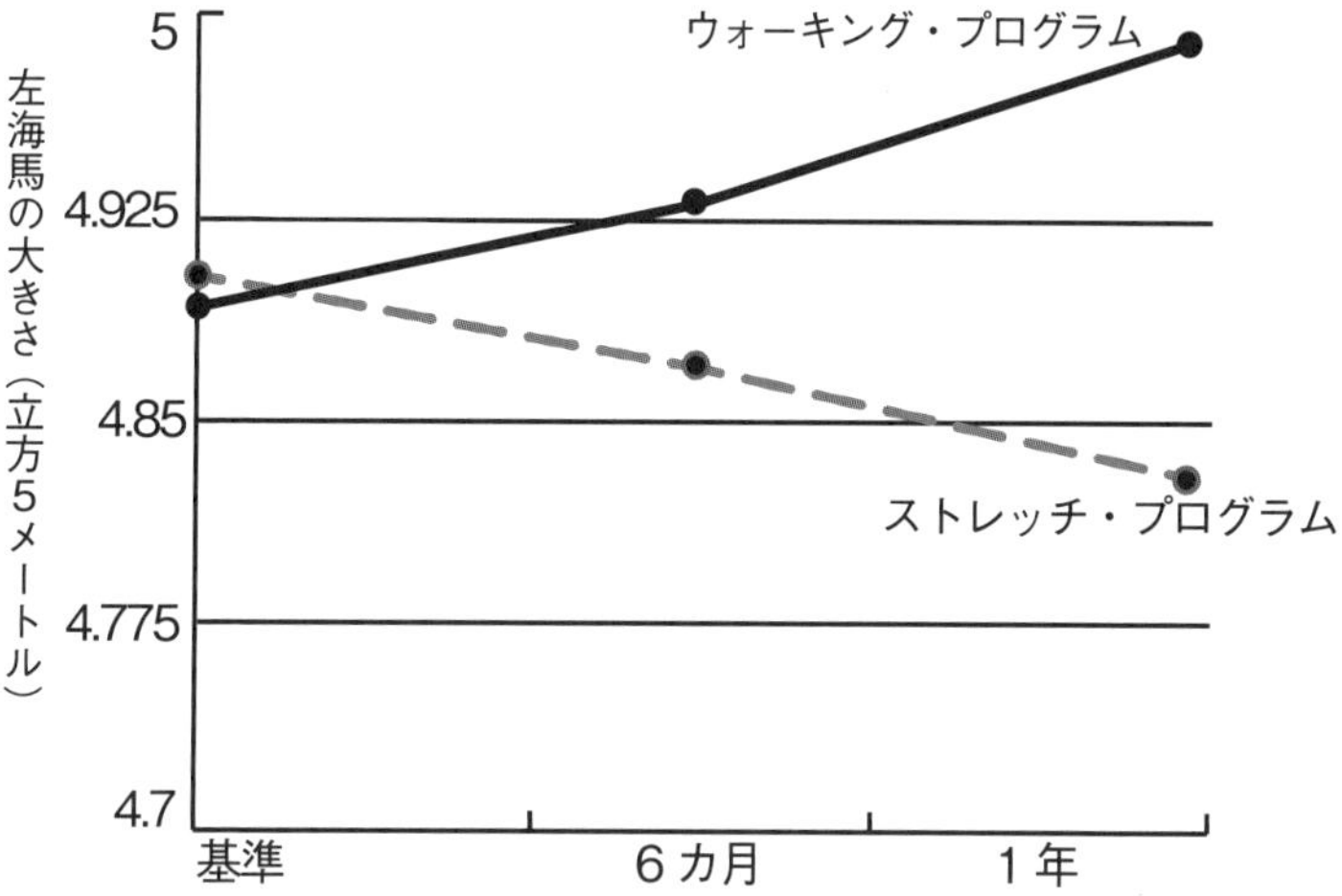

走っていたマウスはじっとしていたマウスより、海馬の新しいニューロンが約二倍多かった。
どのタイプの運動がもっとも効果的か調査したほかの研究もある。
二〇一一年、高齢の一二〇人の男女を二つのグループに分け、一方にウォーキング・プログラム、もう一方にストレッチ・プログラムを割り当てたところ、ウォーキング派がストレッチ派に勝った。[8] 一年後、ウォーキング派は海馬がより大きく、血流中のBDNFの値もより高かったのだ。これに対し、ストレッチ派は脳の容積が減り、認知力テストの結果も劣った。上のグラフを見てみよう。
たとえ歩くだけでも脳に効果がある。それは、次々と立証されているのである。

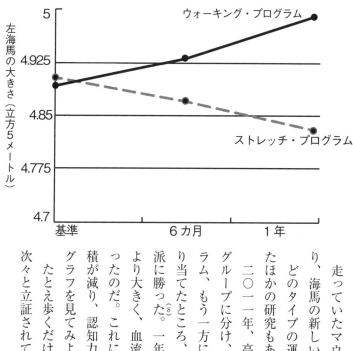

1回20分の有酸素運動を週5回

脳細胞を生むことと、それらの細胞がバランスよく機能するネットワークへとつくられていくことは別である。新しい脳細胞をつくっただけでは、「より機敏」にはなれない。それらの細胞を既存の神経回路網につなぐことができなければならない。さもないと、脳細胞はあてもなくさまよい、結局、死んでしまう。

つなぐための一つの方法が、新しいことの学習である。二〇〇七年の研究で、マウスの生まれたてのニューロンが、迷路の進み方を学んだとき、この動物の脳のネットワークがつながることがわかった(9)。

ここに運動の隠れた利点がある。

運動することによって、ニューロンは敏捷《びんしょう》になり、複数の作業ができるようになるのだ。運動がどう頭脳を改造してくれているのか、分子レベルではわからないが、BDNFがニューロンの接続を強化し、神経発生を誘発することで役立っているのは確かである。神経発生は脳が新しいことを学ぶ能力を高め、新しい脳細胞を強くし、さらに神経回路網を強化する。BDNFが増えると、食欲が減退することも思い出してほしい。したがって食欲がコントロールできない人には、この点からも運動がお勧めだ。

また研究者は、脳の不調や疾患のリスクがある人や、すでになっている人が運動をしたときに、どんな効果が得られるかを調べている。

最近、『ジャーナル・オブ・アメリカン・メディカル・アソシエーション』誌では、ウェスタンオーストラリア大学のニコラ・ローテンシュレイガー教授が、二四週間にわたって定期的に一日約二〇分運動した年配の被験者が、記憶力、言語能力、注意力などの重要な認知機能の測定で、対照のための非実験グループと比べて一八〇〇パーセント向上したことを発見したと報告している。(10)

これは、血流がよくなり、新しい血管ができて、新たな脳細胞が成長し、脳の「可塑性《かそ》」が高まったおかげだと考えられている。

同様の研究で、ハーバード大学の研究者は、年配の女性たちにおける運動と認知機能との強い結びつきを確認し、こう結論づけた。

「この高齢女性の調査では、長期間の定期的な身体活動の増加は、『認知機能の向上』と『認知力低下の減少』と密接に関連した。具体的に言えば、身体活動が増えると、認知力への影響は明らかに、約三歳も若返るほどに匹敵し、認知機能障害のリスクも二〇パーセント低下する(11)」

体が活動を始めると、複数の効果が出てくる。運動は強い抗炎症性がある。身体活動は炎症を抑える遺伝子を始動させる。これは実験室でも測定できる。

運動はインスリン感受性も高める。血糖のバランス管理に役立ち、タンパク質の糖化を減らす。これが事実であることは、ヘモグロビンA1cへの運動の効果に関する研究からわかっている。

ある注目の研究では、研究者は三〇人の参加者にライフスタイルを変えないよう指示し、他方、三五人の別の参加者には週に三日の運動プログラムを課した[12]。一六週間後、ヘモグロビンA1cが、運動したグループは〇・七三減ったが、運動しなかったグループは〇・二八増えた。これらの数値を当てはめると、もしヘモグロビンA1cが六・〇なら、運動によってもたらされる〇・七三の減少は、ヘモグロビンA1cのおよそ一二パーセントの減少になり、これは糖尿病の薬とも肩を並べるほどの効果である。

運動が体と脳にいいことは明らかだ。だが、どれくらいの運動が必要なのか。どれほど厳しい運動をしなければならないのだろう。たとえば、家事やガーデニング、ごみ出し程度の日常の活動は運動するうちに入るのか。

これに答えるために、ラッシュ大学の記憶と老化プロジェクトの研究がある。この章の初めのほうに掲載した二つのグラフ（271ページ参照）を作成した研究である。

アロン・S・ブックマン博士が、日常的な運動のアルツハイマー病リスクへの効果を調べると、比較的じっとしているグループと、さまざまな種類の活動をしているグループとの間に、著しい違いが見られた。

この活動には、料理、皿洗い、トランプ遊び、車いす押し、掃除などの簡単な行動が含まれる。博士はアクティグラフ（活動記録装置）という装置を手首につけて、動作を感知し測定した。

認知症になっていない被験者の平均年齢は八二歳だった。当初の七一六人のうち、七一人が約三・五年の追跡調査の間に、進行したアルツハイマー病になった[13]。

調査の結果、日常の身体活動の少ない一〇パーセントの被験者は、多い一〇パーセントの被験者に比べて、アルツハイマー病になるリスクが二三〇パーセントも増したことがわかった。

データから身体活動の強度に関する数値を求めると、結果はさらに明白になった。身体活動の強度の下位一〇パーセントを上位一〇パーセントと比べると、下位だったグループはアルツハイマー病のリスクが三倍近くになることを見出《みいだ》したのだ。

ブックマン博士は結論として、たとえ本格的な運動でなくても、手軽にできて副作用のない日常生活の行動の力は、あなどれないと言っている。何歳になっても、毎日の活動だけで、脳を守ることができるのである。

だから私たちはエベレスト登山を目指す必要はない。耐久レースのトレーニングをする必要もない。

だが心臓を拍動させる定期的な運動は絶対必要である。一年間、重い物を持ち上げただけの高齢者グループに認知力への効果が見られた少数の研究もあるが、現在までのほとんどの研究と動物実験が、ランニングか水泳、サイクリング、ハイキング、活発なウォーキングなどの有酸素運動を少なくとも週五日、一回につき二〇分以上を課している。

この章で示した証拠を見れば、これまで運動の習慣のなかった人は考えを改めてほしい。すでに定期的に運動している人は、運動の時間や強度を増すことや、新しい運動を試してみてはいかがだろうか。

第8章

最良の「脳のための熟睡」

翌日を始める前に、その日を終わらせよ。
そしてその二つの間に、睡眠という堅牢な壁を建てよ。
――ラルフ・ウォルド・エマーソン

脳の衰退を防ぐ基本手段――睡眠

Bさんという四八歳の男性が診察を受けにやってきた。

私はそのむくんだ顔を見て、すぐに何が問題なのか思い当たった。まず病歴とおもな症状を尋ねると、甲状腺機能低下の病歴があり、薬を服用していた。生活は非常にストレスが多いという。そして興味深いことに、自分の息子が幼児のころ固形食に過敏で「グルテン過敏症」と診断されたと口にした。彼自身の甲状腺の問題についてさらに聞くと、橋本病という自己免疫疾患があることがわかった。これは免疫系の異常な活性化によって甲状腺を攻撃する病である。グルテン過敏症テストを受けてもらったところ、はっきりと結果が出た。彼自身、グルテンに著しく過敏だったのだ。テストした二四の抗体のうち、正常値の範囲内にあったのはわずか一つだけであり、早速、グルテンフリーの食事を指示した。

Bさんの食事療法の効果はめざましいものだったが、これは率直に言って、本人のとほうもないテスト結果や彼の息子の症例を考えれば、ある程度予測どおりだった。食事療法を始めて四カ月後、彼からうれしい手紙が届いた。

「先生から『グルテン過敏症』と診断されるまで、私の健康状態は悪くなる一方でした。……四十代初めで、毎日仕事に出ても気力が出ず、その日を生き延びるのがやっとという感覚でした。……不機嫌になりやすく、ささいなことで文句を言っていました。……意気消沈して、マイナス思考から抜け出せませんでした。自分は死にかけていると思い込んでいたのです。……(いまでは)生まれ変わったようです。楽天的になり、一日中、元気です。毎晩ぐっすり眠り、関節痛もなくなりました。思考も明るく、仕事にも集中できるようになりました。何よりよかったのは、お腹まわりの頑固な脂肪が、二週間で文字どおり溶けてなくなったこと！　私の人生を取り戻すのを助けていただき、感謝しています」

初診の際、Bさんは睡眠の問題には言及していなかったが、彼はかなり長い間、安眠できていないのではないかという気がしていた。疲れきった様子で、長期間の深刻な睡眠不足のあらゆる兆候を示していたからだ。

私の患者の多くは睡眠不足が当たり前すぎて、夜の安眠がどんなものだったかということを忘れてしまっている。

Bさんは夜ぐっすり眠れることを、グルテンフリー食のいい副作用程度に思ったかもしれない。だが、効果はそれ以上のことだった。彼が毎晩、気持ちよく眠れるようになった瞬間、彼のホルモンも感情も体も、それに精神までが根底から変わり始めたのだ。規則正しく安眠できるようになったことが、健康状態を一変させ、まさに彼が望んでいた健康をもたらすことに大いに役立ったのである。

私たちはともすれば睡眠の効用を過小評価しがちだが、睡眠は人生において完全に自由にできて、幸福に絶対に欠かせない数少ない財産の一つである。言いかえれば、脳の衰退を防ぐ基本的な手段でもあるのだ。

わずか1週間の「睡眠不足」で

この一〇年間、睡眠の科学の進展はめざましい。かつてはなかった、科学的観点からも睡眠の価値を理解できるようになっている。

実験室でも臨床研究でも、体内の事実上すべての器官、とくに脳が、睡眠の質と量に影響されることを示している[1]。

睡眠には、食べる量や代謝速度、どれくらい太るかやせるか、感染を撃退できるか、どれほど創造性や洞察力を発揮できるか、ストレス対処力、情報処理速度や新しいことの学習速度、記憶の整理や蓄積の力など、さまざまな効果があることが証明されている[2]。

二〇一三年初めのイギリスの科学者の発見では、一週間の睡眠不足によって七一一の遺伝子の機能が変化した。これらの遺伝子には、ストレス、炎症、免疫、代謝にかかわるものも含まれる。(3) 体内のこうした重要な機能にマイナスに作用するものは何であれ、脳に衝撃を与える。これらの遺伝子は、損傷した組織の交換や修復のためにタンパク質を絶えず供給している。それがわずか一週間の睡眠不足で働かなくなるのであれば、睡眠の影響力がどれだけ大きいかは明らかだろう。

遺伝子レベルでは睡眠不足の副作用には気づかないかもしれないが、誰でもそれ以外の慢性的な睡眠不足のサインは経験しているに違いない。たとえば、ぼんやりした頭、物忘れ、免疫力低下、肥満、心臓血管疾患、糖尿病、うつ状態……これらの症状はどれも、脳と結びつく。また最近、体にとって本当に必要な量の十分な睡眠を取っている人はほとんどいないこともわかってきた。

アメリカ人のおよそ一〇パーセントは慢性的な不眠症に悩んでおり、一方、ゆうに二五パーセントが、少なくとも時折、十分な睡眠を取っていないと訴えている。(4)

そして専門家たちは、「脳を修復する能力」という面から睡眠の謎の解明を試みている。

ちょうど著者がこの章を執筆していたとき、新たな研究が睡眠の「空腹感への驚くべき効果」について明らかにした。

睡眠不足の影響を受けるホルモンは、男女で違うらしいのだ[5]。男女とも過食傾向という結果は同じだが、その空腹感を生む刺激は男女で異なる。男性の場合、睡眠不足は食欲を刺激するホルモンであるグレリンの値を引き上げる。これに対し女性の場合、グレリン値は睡眠不足の影響を受けないが、食欲を抑えるホルモンのＧＬＰ－１の量が影響される。この違いは重要ではないように見えるかもしれない。どちらにしても結果として起こる過食は同じだからだ。しかし、こうしたことから睡眠が、まだまだ未知の領域であることがわかる。

睡眠について確かにわかっていることが一つあるとすれば、高齢になるほど熟睡するのが難しくなっていくということである。

これにはいろいろな原因があり、多くが熟睡を損《そこ》なう病状から生じる。四〇パーセントもの高齢者が睡眠時無呼吸症候群や不眠症などの慢性的問題のせいでぐっすり眠れていない。

そんな寝つきの悪さと認知力低下とに関係があることも実証されてきている。

カリフォルニア大学サンフランシスコ校の精神科医クリスティン・ヤッフェは、認知機能障害や認知症になるリスクの高い人びとを調査した。ヤッフェの記憶障害クリニックでは、患者に共通する一連の症状が見られる。なかなか眠れず、眠っても何度も目が覚めてしまうという症状だ。

七五歳以上の成人一三〇〇人以上を五年にわたって調査すると、睡眠時無呼吸症候群などで睡眠が取れていない人びとは、何年かのちに二倍以上認知症になりやすいことがわかった。自然な「日周リズム」が乱れた人や、夜間に何度も目が覚めた人もそのリスクが高まった。[6]

日周リズムは私たちの幸福の核心にある。

生後六週間ほどで、人はみな昼夜のサイクルとともに行動をくり返すこのパターンを確立し、それが一生続く。日の出と日の入りのように、これらのリズムは大体二四時間ごとにくり返される。このリズムが二四時間の太陽の動きと合わないと、不調や疲労を感じる。たとえば、日付変更線を越えて旅行し、体を新しいサイクルに急いで適合させなければならないときに起きる時差ボケもそうだ。

大部分の人は自分たちの体の生来のリズムがどれほど睡眠と脳に制御されているか、わかっていないだろう。私たちの体の自然な昼夜のサイクルは、私たちのほぼすべてを統制している。ホルモンの分泌パターンもこのサイクルにつながっているからだ。

いい例が、私たちの体温である。

体内の特定のホルモンの活動の結果、体温は日中は上がっていき、午後やや下がって（それゆえ遅い午後の中休みがある）、夕方に最高に達し、夜間に下がり始める。早朝、もっとも低くなると、最高点まで上がる別のパターンが始まり、免疫システムにかかわるホルモン、コルチゾールの量は午前中に最高になると、その後、一日かけて減っていく。

職務のために不規則な睡眠パターンを続ける交替勤務者は、その結果、重症化しやすい多くの病気にかかるリスクが高い。

もし、何となく疲れたり、不機嫌になったり、のどが渇いたり、空腹になったり、頭が鈍くなったり、忘れっぽくなったり、またはやたらと防衛的もしくは攻撃的になったり、あるいは性的に異常に興奮したりするような気がしたら、最近の睡眠の状態を考えてみるといい。

ホルモンを整えるには、規則正しく確かな覚醒と安眠のパターンが必要だと言えば誰でも理解できるだろう。


これから、その体のホルモンの中でも、とりわけ睡眠と脳の健康の関係のために重要なホルモンの一つについて考えていこう。

レプチンである。レプチンは人体の炎症反応を調整し、炭水化物を欲するか否かの決定を助ける存在であり、この大事なホルモン抜きに、脳の健康は語れないと言っていい。そしてレプチンは睡眠に強い影響を受けるのである。

睡眠と食欲の関係

一九九四年、医学界を揺るがす新たなホルモンが見つかった(7)(8)。

それがレプチンで、しかも普通のホルモンではなく、インスリンのように最終的にほかのすべてのホルモンに影響を与え、脳の視床下部のあらゆる機能を制御する存在だ。

視床下部は体の周期的な活動と、空腹感から性行動まで広範囲の生理機能をつかさどる。それほどに大きな影響を与える存在の発見がこれほど遅れたのは、おそらくレプチンが思いがけないところにあったからだろう。思いがけないところとは「脂肪細胞」である。

脂肪細胞は万一に備えて不要なカロリーを詰め込んだ、一時的保存用の細胞にすぎないと考えられていた。だが、脂肪組織がほかの「生命を維持する器官」と同じくらい、私たちの生理機能にかかわっていることがわかったのは前述したとおりである。

初めに断っておくが、レプチンの機能は、大多数のホルモンの場合と同じく、極めて複雑であり、すべて説明することは本書の範囲を超える。わかりやすくするため、脳に関係するホルモン管理をするのに最低限のことだけを明らかにしておこう。

レプチンは基本的に言えば、私たちの生き残りツールである。飢餓に対応する代謝や行動面での反応と結びついて、私たちの感情と行動に強力に作用する。

レプチンは脂肪細胞にあるけれども、だからといって「悪い」わけではない。過剰にあると確かに問題が生じ、変性疾患になったり寿命が短くなったりする。

だが健全なレベルのレプチンは逆に、老化による病気のほとんどを防ぎ、長寿を支える。この重要なホルモンへの感受性を高めれば高めるほど、より健康になれる。

人気の栄養セラピストのノーラ・T・ゲドガウダスは著書『Primal Body, Primal Mind（原初の体、原初の心）』で、レプチンを次のように簡潔に定義している。


レプチンは哺乳類の代謝の制御に欠かせない。それは甲状腺の役目だとほとんどの人は思っているが、実際はレプチンが甲状腺を管理し、甲状腺が代謝速度を調節するのである。レプチンはすべてのエネルギー貯蔵を監視している。レプチンは私たちが空腹を覚えるかどうか、脂肪をもっと蓄積するか、それとも燃焼させるかを決定する。レプチンは炎症反応を調整し、交感神経系か副交感神経系のどちらを喚起するかも制御する。もし、副腎や性ホルモンなど（ホルモン系）のどこかがおかしいのなら、レプチン値を制御しなければ、そうした問題が本当に解決される見込みはないだろう。[9]

人は満腹になると、脂肪細胞がレプチンを放出し、脳に食べるのをやめるよう伝える。ブレーキをかけるのだ。

だからレプチンの濃度が低い人は過食しがちなのである。二〇〇四年に発表された研究では、レプチンが二〇パーセント低下した人は、空腹感と食欲が二四パーセント増し、高カロリーの高炭水化物食、中でも甘いものや塩分の多いスナック、デンプン質の食品を欲した[10]。

そして何がこのレプチンの急な減少をもたらしたか。睡眠不足である[11]。睡眠の研究だけで、ホルモンについて多くのことがわかってきた。それが今度は、ホルモンの調整に睡眠がいかに大切かを教えてくれる。

レプチンとインスリンは共通点が多いが、互いに弱め合う傾向がある。どちらも炎症性の分子である。

レプチンは炎症性サイトカインであり、さらに体の炎症過程で大きな役割を演じる。全身の脂肪組織で、ほかの炎症分子の生成を制御するのだ。これは体重オーバーや肥満の人が、脳の不調や、心の健康問題、神経変性疾患のリスクの大幅な上昇など、炎症の問題を抱えやすいことの説明にもなる。

レプチンもインスリンも体の命令系統の上位にあるので、バランスが崩れると、実質的に体のすべての系統を混乱させやすい。それにレプチンとインスリンは、マイナスの影響を受けるものも似ていて、両者にとって最大の罪人は炭水化物である。炭水化物が精製や加工をされればされるほど、レプチンとインスリンは不健全な量になっていく。

体内のインスリンの放出や血糖のバランスに対して炭水化物の過剰摂取を続けると、ついにはインスリン耐性になるが、同じことがレプチンでも起きる。レプチンを急増させ続ける物質が体に負担になるほど増えると、レプチンの受容体が働かなくなり、レプチン耐性になるのだ。そのため、たとえその後、レプチンが増加しても、もはや機能しない。脳に食べるのをやめるための満腹の信号も送らない。そして食欲を制御できなければ、体重が増えて肥満になるリスクが著しく高まり、脳もリスクにさらされる。

研究では、食事に炭水化物が多すぎることの証明でもあるトリグリセリドの値が上昇すると、レプチン耐性が起きることも明らかになっている。[12]

レプチン値のバランスを保ってくれる薬やサプリメントは存在しない。だが、よりよい睡眠や食事は効く。ぜひ、実行してほしい。

脳と胃がつながらなくなっていないか

もし、高炭水化物の食事をし、よく眠っていないなら、ほぼレプチン耐性であることを疑っていいだろう。

ロン・ローズデールとキャロル・コールマンの「ローズデール・ダイエット」は、レプチン耐性とは体重管理の観点から見ると、どういうことかを明らかにしている。その多くがインスリン耐性と共通している。[13] それは次のようなことだ。

・体重オーバーである
・どんなに運動しても、体型が変わらない
・減量できない。もしくは減量した状態を保てない
・絶えず「心の安らぐ食べ物」を欲しがる
・食事をすると疲れる
・常に不安、またはストレスがたまっていると感じる
・始終、あるいは夜の不規則な時間に空腹を覚える

・食後に間食しがちである
・空腹時トリグリセリド値が高く、一〇〇㎎／dℓを超える
・骨粗鬆症《こつそしょうしょう》である
・なかなか眠れない。または眠っても睡眠が続かない
・高血圧
・砂糖やカフェインなどの刺激物がよく欲しくなる
・「脇腹のぜい肉」がある

自分がレプチン耐性に違いないと思っても、うろたえることはない。これから第9章に示すプログラムで、復活できるだろう。

次の章に進む前に、食欲に関係するホルモンをもう一つ取り上げるべきだろう。グレリンである。レプチンが陽なら、こちらは陰だ。

グレリンは空っぽのときの胃によって分泌され、食欲を増進させる。食べなさい、というメッセージを脳に送る。

予想どおり、レプチンとグレリンとのバランスが混乱すると、欲求や満腹感、台所での誘惑

に抵抗する力が弱まり、ウエストラインがゆるんでくることにつながる。

男性の睡眠時間が不十分な場合にグレリン値は急上昇する。これによって食欲が増し、食べると簡単に脂肪に変わる高炭水化物の低栄養食品にひかれやすくなる。

この食欲ホルモンがきちんと機能していないと、脳が胃と本質的につながらなくなる。そうなると空腹でないときに空腹を感じてしまい、その循環は血糖のバランスや炎症経路、そして当然、脳の不調や疾患のリスクに影響を与える。

つまり、空腹感と食欲を制御できなければ、血液成分や代謝、ウエストラインがコントロールできなくなり、さらに将来的には脳の機能も失われてしまうのだ。

次の章で示す「四週間プログラム」の第三週（327ページ）には、脳の運命に大いに関係するホルモンを制御するために、質の高い睡眠を得ることを勧めている。

これ以上睡眠薬に手を伸ばす必要はなく、脳にとって最高の眠りが自然に訪れることをお約束しよう。

第3部

実践アドバイス「何を食べればいいか」

Grain Brain

The Surprising Truth about Wheat, Carbs, and Sugar
—Your Brain's Silent Killers

第3部では、炭水化物に頼るこれまでの食事をやめ、ベストな状態の頭と体を取り戻す四週間のプログラムを示していく。このプログラムを実行すれば生気にあふれ、活力がみなぎり、頭もさえわたるだろう。そして血液検査の結果を見た医師はみな、血糖値や炎症マーカー、コレステロール値にいたるまで、びっくりするほど優秀だと言うに違いない。

ライフスタイルを変えるのは、たとえ小さなことでも、大変だろう。食べてはいけないものばかりで、すぐにお腹がすきそうだと感じるかもしれない。それに、忙しい毎日の中で実行可能なのか……。

心配する必要はない。このプログラムの戦略は単純明快だし、個人の好みや選ぶ力を尊重する。だが、指針にきちんと従えば従うほど、早く成果が出る。そして、体に現われること以上に多くの恩恵があることを覚えておいてほしい。

まずまっさきに脳の健康（と細くなったウエスト）がまず頭に浮かぶかもしれないが、結果はそれで終わりではない。自信がつき、自尊心が高まる。ストレスの多いときも楽に切り抜けられて、積極的に人とかかわりたくなり、職場でも家庭でも達成感が増す。生活のあらゆる面が変わっていき、より幸福で生産的になるのだ。生活がより豊かに充実してくれば、以前の不健康なライフスタイルには戻りたくなくなるだろう。

第9章

炭水化物と糖質から抜け出す「4週間プログラム」

家庭では素性のわかっている食品を出す。
――マイケル・ポーラン

1カ月で実感できる「4つのうれしい変化」

大好きな炭水化物が食べられなくなると思い、あわてふためく人もいるかもしれない。パンやパスタ、お菓子、そして何よりデザートのほとんどを捨て去ることが難しい人もいるに違いない。変えるというのは大変なことである。まして長年の習慣を変えるのなら、なおさらだ。

こう聞かれることがよくある。「いったい何を食べればいいのか」

砂糖や小麦を絶ったら炭水化物が食べたくてたまらなくなるのではないかと心配する人もいる。意志が弱くても、現実的に本当に実行可能なのかといぶかる。だが、まっ先に、「できる」と言わせていただこう。これはすべて可能なのだ。ただ思い切って飛び込みさえすれば、結果はついてくる。

数日か数週間で、思考は明晰になり、よく眠れて、活力も増すだろう。頭痛は軽くなり、ストレスにも難なく対処でき、気分が明るくなる。ＡＤＨＤ、不安症、抑うつ症など慢性的な神経系の症状のある人は、自分の症状が軽くなるか消えていくことに気づくだろう。やがて体重が減少し、臨床検査では多くの項目で大幅な改善が見られるだろう。もし自分の脳の中を見ることができれば、最高の働きをしていることがわかるに違いない。

プログラムの開始時に、糖尿病などの健康問題がある場合はかかりつけ医の検査を受けるといい。後述する「一日の断食」をするなら、これはとくに重要である。

次の一カ月間で、四つの目標を達成していこう。

①体が燃料として炭水化物に頼らなくなるようにし、脳の働きを高めるサプリメントを日々の養生法に加える
②運動の習慣がなければ、運動の日課をスケジュールに組み込む
③日常的に週七日、安眠できるようにする
④新たなリズムを確立し、健康的な生活習慣を続ける

プログラムは四週間。各週を目標の一つに集中してあてる。

第一週までに、かかりつけ医に検査をしてもらう。その結果がその後の基準になるだろう。また、この時期にサプリメントを開始し、キッチンを整理し、炭水化物を捨ててしまう。さらに、プログラムにはずみをつけるため、「一日の断食」を検討する。

第一週は「食に集中」する。本書のメニュー計画を開始し、お勧めの食事療法を実行する。

第二週は「運動に集中」する。定期的な運動プログラムを始め、一日を通してもっと体を動

かすようにする。

第三週は「睡眠に集中」する。自分の睡眠習慣を見直し、週末も含めて毎晩、ぐっすり安眠できるよう、いくつかの簡単なコツを実行する。

第四週は「全部まとめて」行なう。これらの新しい行動を一生根づかせるための戦略をお教えしよう。

「本当にできるのだろうか?」などと自分の能力を疑ってはいけない。このプログラムはできるだけ実用的で簡単に行なえるよう組み立ててある。

第1週開始前：準備――「毒出し生活」を始める

まず予備検査を受ける

第一週開始前に次の検査を受ける。達成目標となる基準も記しておく。

［検査］	［目標レベル］
・空腹時血糖	九五mg／dℓ未満
・空腹時インスリン	八μU／mℓ未満（できれば三未満）
・ヘモグロビンA1c	四・八～五・四パーセント
・フルクトサミン	一八八～二二三μMol／ℓ
・ホモシステイン	八μMol／ℓ以下
・ビタミンD	八〇ng／mℓ
・C反応性タンパク	〇・〇〇～三・〇mg／ℓ

・グルテン過敏症テストをサイレックス　アレイ3で（訳注：日本ではアンブロシア社取り扱いの検査を。34ページ参照）

四週間のプログラムが完了したら、これらの検査を再度受けてみよう。

どんな変化が起こるかは次にあげるとおりだ。ただし、数値に著しい改善が見られるようになるには、数カ月かかるかもしれない。

●ヘモグロビンA1cは普通、三〜四カ月おきにしか測定しない。だがこのプログラムを行なえば、一カ月以内に空腹時血糖と空腹時インスリンの濃度によい変化が見られだし、続けていく励みになるだろう。

●フルクトサミンの検査は糖化タンパク質も測定し、平均血糖コントロールがよくわかるが、二〜三週間で急速に変化する。それゆえ、ヘモグロビンA1cに大きな変化が見られなくても、フルクトサミンの変化は間違いなく見られるだろう。

●ホモシステインはアミノ酸のような化学物質で、現在では脳に極めて有害だと考えられている。私のところを訪れる患者の多くは初診時の値が一四を超えているが、『ニュー・イングランド・ジャーナル・オブ・メディシン』誌には、この数値ではアルツハイマー病のリスクが二倍になることと関連があると記されている（ホモシステイン値は血中に一〇μMol／ℓを超えると「高い」という）。

しかし、ホモシステイン値は、たいてい簡単に改善できる。私はホモシステインの検査結果のよくない患者には通常、五〇㎎のビタミンB_6、八〇〇μgの葉酸、五〇〇μgのビタミンB_{12}を毎日摂取させ、約三カ月後に再検査してもらっている。

●ビタミンDの値がひどく低くても、動揺することはない。大多数のアメリカ人はこの大事な栄養素が不足している。ビタミンDを補って体内の量を強化するには時間がかかることもあるので、一日一回、五〇〇〇IUのビタミンDの服用から始めて、二カ月後に値を検査するといい。二カ月たっても値が五〇ng/mℓ以下なら、毎日、五〇〇〇IUを増量して、二カ月後に再び検査する。重要なのは体内に保たれる量であって、服用する量ではない。正常値は三〇〜一〇〇ng/mℓだが、三一の値で満足せず、八〇ng/mℓくらいを目指す。いわゆる正常領域の真ん中あたりである。医師に服用量の調節を相談するといい。一度、最適レベルになれば、一日に二〇〇〇IUの服用でたいていは健康レベル維持に十分足りるだろうが、具体的な適量は医師に尋ねる。

●C反応性タンパクは体内の炎症マーカーで、目標値は一・〇㎎/ℓ未満である。C反応性タンパクの改善には数カ月かかるかもしれないが、このプログラムの開始一カ月後でもよい変化が見られるだろう。

●グルテン過敏症の分野で最高の検査であるサイレックス研究所出身の医師から受けるサイレックスのアレイ3テストを推奨する（34ページ参照）。私の経験では、「セリアック病」の型どおりの臨床検査は、全員のグルテン過敏症を発見するには精度が十分ではないので、気にかける必要はない。

◉サプリメントを開始する

第一週開始前に日々のサプリメントの養生法を無期限でスタートさせる。これらのサプリメントはどれも健康食品店、ほとんどのドラッグストアやスーパーマーケット、インターネットで購入できる。

私が愛用しているサプリメント商品の一部は、ウェブサイト http://www.DrPerlmutter.com にリストがある。

プロバイオティクスは空腹時に摂取すべきだが、それ以外のサプリメントは空腹時であってもなくても摂取できる。ターメリックやレスベラトロールのような水溶性のサプリメントは、代謝がかなり速いので、これらのサプリメントは毎日二回摂るのがもっともいい。ビタミンDとDHAは油性なので、一日一回摂れば申し分ない。

列挙されている服用量はみな、成人も子供も一般的な適量だが、小児科医に子供の体重に合った個別の適量を教えてもらおう。たとえば私のクリニックでは、DHA一〇〇㎎を生後一八カ月までの子供に、それ以降は毎日二〇〇㎎を処方するが、ADHDの子供には通常もっと多くして、毎日約四〇〇㎎の服用量になる。

・アルファリポ酸――一日六〇〇mg
・ココナッツオイル――一日茶さじ一杯、そのまま飲むか、料理に用いる
・DHA――一日一〇〇〇mg（EPA〈エイコサペンタエン酸〉と一緒になったDHAを買うのは差し支えない。魚油のサプリメントか、海藻からのDHAを選ぶ）
・プロバイオティクス――空腹時に一カプセル、一日三回まで。アシドフィルス菌やビフィズス菌など、一〇種類以上の菌株からの、少なくとも一〇〇億の有効な培養菌が入っているプロバイオティクスを求める
・レスベラトロール――一日二回、一〇〇mg
・ターメリック――一日二回、三五〇mg
・ビタミンD――一日五〇〇〇IU

◉キッチンの整理

第一週の開始までの数日間に、キッチンにある品を調べて処分すべきものは処分する。まず次のものを片づける。

▽処分すべきもの

・すべてのグルテン源

全粒および全麦のパン、麺類、パスタ、ペイストリー、焼き菓子類、シリアルなど。

・あらゆるタイプの加工した炭水化物、糖類、デンプン

コーン、ヤムイモ、ジャガイモ、サツマイモ、ポテトチップス、クラッカー、クッキー、マフィン、ピザ生地、ケーキ、ドーナツ、甘いスナック菓子、キャンディ、エナジーバー（栄養機能食品）、アイスクリーム／フローズン・ヨーグルト／シャーベット、ジャム／ゼリー／プリザーブ、ケチャップ、プロセスチーズ、スプレッド、ジュース、ドライフルーツ、スポーツドリンク、清涼飲料／炭酸飲料、揚げ物、ハチミツ、アガベ、砂糖（白および白以外のもの）、コーンシロップ、メープルシロップなど。

・ラベルに「無脂肪」や「低脂肪」とうたっている加工食品

ただし、本来、正真正銘の「無脂肪」や「低脂肪」のもの、つまり、水、マスタード、バルサミコ酢などは、脂肪を含まないものがよい。

・マーガリン、植物性ショートニング、あらゆる市販の食用油

大豆、コーン、綿実、キャノーラ、ピーナッツ、ベニバナ、グレープシード、ヒマワリ、米ぬか、小麦麦芽などの油。たとえ自然食品でも該当する。

・発酵させていない大豆（たとえば豆腐や豆乳）や大豆の加工食品

原材料名の表示から「ダイズタンパク質分離物」を探す。大豆チーズ、大豆ハンバーグ、大豆ホットドッグ、大豆ナゲット、大豆アイスクリーム、大豆ヨーグルトを避ける（一部の自然醸造されたしょうゆは専門技術でグルテンを除去しているが、多くの商品には微量のグルテンが含まれる。料理にしょうゆを使う必要がある場合は、一〇〇パーセント大豆が原料で小麦の入っていない、たまりしょうゆを使用する）。

「グルテンフリー」とうたって（市販されて）いる食品に気をつける。これらの食品には、もともとグルテンをまったく含まないため問題ないものもあるが、多くは加工されているので、ラベルにこう記されているのだ。

それらはグルテンの代わりに、コーンスターチ、コーンミール、米デンプン、ジャガイモデンプン、タピオカデンプンなどの別の成分が用いられている。どれも同じくらい攻撃的になることがあり、血糖値を大幅に増やす。しかも微量のグルテンが残っている恐れがある。「グルテンフリー」という言葉は、現在のところ法的意味を持たない。FDA（米国食品医薬品局）は定義づけを提案しているが、まだ決着していない。

グルテンが除去されているソース、グレービーソース、コーンミール製品（たとえばタコス、トルティーヤ、シリアル、コーンチップ）にはとくに用心する。

▼処分しなくていいもの

次のものは自由に飲食できる（無添加食品が選べる地元の自然食品店へ行くといい。急速冷凍も可）。

・体にいい脂肪

エキストラ・バージン・オリーブオイル、ゴマ油、ココナッツオイル、放牧で飼育された動物の脂、有機農法または放牧によるバター、ギー、アーモンドミルク、アボカド、ココナッツ、オリーブ、ナッツ、木の実バター、チーズ（ブルーチーズを除く）、種（アマニ、ヒマワリ、カボチャ、ゴマ、チアシードなど）。

・**ハーブ、調味料、香辛料**

これらについてはラベルさえ見れば、自然なものが選べる。ケチャップとチャツネとはお別れだが、マスタード、西洋わさび、タプナード、サルサは、グルテン、小麦、大豆、砂糖が含まれていなければよい。ハーブと調味料についてはほとんど無制限である。ただし小麦や大豆の加工処理工場でつくられた包装製品には注意する。

・**低糖の実**

アボカド、ピーマン、キュウリ、トマト、ズッキーニ、カボチャ、ナス、レモン、ライムなどはよい。

・**タンパク質**

全卵、天然魚（サケ、ギンダラ、シイラ、ハタ、ニシン、マス、イワシなど）、貝・甲殻類（エビ、カニ、ロブスター、イガイ、二枚貝、カキなど）、放牧による牛肉、鶏肉、豚肉、子羊肉、レバー、七面鳥、カモ、ダチョウ、子牛肉、野生の獲物などはよい。

・野菜

青菜、レタス、ホウレンソウ、ブロッコリー、ケール、フダンソウ、キャベツ、タマネギ、キノコ、カリフラワー、芽キャベツ、ザウアークラウト、アーティチョーク、アルファルファもやし、サヤインゲン、セロリ、チンゲンサイ、ラディッシュ、クレソン、カブ、アスパラガス、ニンニク、西洋ネギ、フェンネル、エシャロット、ワケギ、ショウガ、クズイモ、パセリ、ヒシ。

次にあげるものは、適度に飲食できる（「適度」とは、これらの食材を一日一回少量、できれば週に二、三回だけ飲食することだ）。

・ニンジンとパースニップ（シロニンジン）

・カッテージ・チーズ、ヨーグルト、ケフィール

料理に、またはトッピングとして、たまに用いる。

・**牛乳とクリーム**

料理、コーヒー、紅茶に、たまに用いる。

・**マメ科植物**

豆、ヒラマメ、エンドウ。フムス（ヒヨコマメでつくる）も食べてよい。

・**グルテンの含まれない穀物**

アマランサス、ソバ、米（玄米、白米、野生米）、雑穀、キヌア、ソルガム、テフ、オート麦（天然のオート麦はグルテンを含まないが、小麦も扱う製粉所で加工処理されたせいでグルテンがついていることがよくある。グルテンを含まないことが保証されないものは避ける）。グルテンのない穀物が人の食用のために加工処理されると（たとえば全粒オート麦を製粉し、米を調理して包装するなど）、その物質的構造が変化し、これにより炎症反応のリスクが増す。これらの食品を制限しているのは、そのためである。

・**甘味料**

天然のステビア、チョコレート（カカオ七〇パーセント以上のブラック・チョコレートを選ぶ）。

・天然の果実

ベリー類が一番いい。甘味の強い果実（アプリコット、マンゴー、メロン、パパイヤ、プルーン、パイナップル）には用心する。

・ワイン

飲むなら一日一杯で、赤のほうがよい。

▼卵は悪者ではない

卵については、少々弁護せずにはいられない。現代においてもっともぬれぎぬを着せられている食品に入るからだ。

重要なのにめったに注目されない事実をまず二つ述べたい。

①コレステロールを食べると、それがそのまま血中コレステロールになるという考えは、明らかに間違っている。

②研究者は血清中コレステロール値と卵の摂取を比較して、卵をほとんど、あるいはまったく摂取しない人のコレステロール値が、卵をよく摂取する人のコレステロール値と実質的に変わらないことを、何度も指摘している。

一般的な見方とは逆に、食事でとったコレステロールは実際には体のコレステロール生成を減らすことを思い出してほしい。そしてコレステロール検査で測定される血中コレステロールの八〇パーセント以上が、実際は自身の肝臓で生成されているのだ。

英国栄養財団のニュースレターにある英国の研究者たちによる論文（『卵と食事性コレステロール――神話を打ち消す』）の一部を引用すると、

「卵が血中コレステロールによくなく、それゆえ心臓に悪いという一般的な誤解は、多くの人に根強く信じられ、いまだに一部の医療関係者による助言に影響をおよぼしている。この神話は、コレステロールを多く含む食品の血中コレステロールへの影響は小さく、臨床的には重要でないことを示す強力な証拠があるにもかかわらず流布している」(1)

卵の制限に関する根強い誤解は、おもに一九七〇年代の米国から発生し、不幸なことにあまりにも長く残った。多くの研究が卵の価値を確認しており、卵はおそらく世界でもっとも完全な食品であり、卵の黄身はもっとも栄養価が高い(2)。

実際、二〇一三年の調査ではコネチカット大学の研究者たちが、炭水化物の少ない食事をして全卵を摂取している人は、毎日摂取している人でさえ、インスリン感受性やほかの心血管系リスクが改善したことを示した(3)。

健康にいいコレステロールに加え、全卵は私たちが生きていくのに必要なすべての必須アミノ酸、ビタミン、ミネラル、さらには私たちの目を守るのに役立つ抗酸化物質を含む。そのすべてが一個わずか七〇カロリーで得られるのだ。その上、十分なコリンを供給する。これは脳の健全な働きを助けるため、それに妊娠中の女性にとくに重要な物質だ。

これから出てくる食事例では卵を多く勧めていることに気づかれるだろう。心配しないでいただきたい。一日をスタートさせ、血糖のバランスを整えるには、卵は最善の食べ物だ。卵は調理法も豊富である。スクランブル・エッグ、卵焼き、ポーチド・エッグ、ゆで卵のほか、料理に使うこともできる。日曜の夜に、卵を一パック、固ゆでにしておけば、一週間、朝食や軽食に食べられる。

◉丸1日の断食

第一週を始める前に、丸一日の断食をすると理想的だ。

断食は体の基礎を定め、体が燃料として脂肪を燃やせるよう、また、体と脳の健康に驚くほど効果的な化学物質を生成するよう、より速く変化させるためには一番いい方法である。多くの人にとっては、日曜に断食し（つまり、最後の食事が土曜の晩ご飯になる）、食事プログラムを月曜の朝から始めるのが有効だろう。

断食のやり方は簡単である。

二四時間食べないが、水はたくさん飲む。カフェインも避ける。薬を服用しているなら、もちろん服用を続ける（糖尿病の薬を服用している場合は、まず医師に相談すること）。

断食はあまりにつらそうだと思ったら、キッチンを整理する数日間、炭水化物を断ち切るだけでもいい。体が炭水化物に依存していればいるほど、大変になるかもしれない。だからこそ少なくともグルテン源は完全に排除し、ほかの炭水化物は減らしていくことだ。

体が炭水化物に依存していない人は、もっと長く、ときには数日間だって断食できるだろう。本書の食事療法を身につけ、さらに効果を高めたいなら、七二時間の断食を試してもいい（健康状態に問題のある人は、医師に相談してから）。

そして、年四回以上の断食を勧める。季節の変わり目（たとえば九月、一二月、三月、六月の最終週）の断食は、いい慣例として続けやすいだろう。

第1週：「食」に集中

348ページから、最初の週の毎日のメニュー計画を掲載してある。これはその後の三週間の献立を考える際のモデルになるだろう。

ほかの食事療法と違って、ここではカロリー計算や脂肪摂取量の制限を求められることも、一人前の分量について思い悩む必要もない。特大サイズの料理と通常量の違いは当然わかるだろう。摂取する飽和脂肪酸と不飽和脂肪酸の対比量を気にすることも求めない。

この食事療法のいいところは、自然と「自動調節」されていくことである。

つまり、意識しなくても食べすぎなくなり、次の食事までの数時間、満腹感を味わっていられるようになる。体がおもに炭水化物を燃料としているときは、ブドウ糖インスリンのジェットコースターに乗っているようなもので、血糖が急落すると強烈な空腹感を覚え、満腹感は長続きしない。

だが、炭水化物が少なく、脂肪の多い食事をすると、これとは反対の効果がある。

食欲が小さくなり、炭水化物中心の食事ではよく起きていた夕方前の精神的な落ち込みもなくなる。自然に（考えもしなくても）カロリー制限ができ、脂肪をもっと燃やし、無分別に食べるのをやめ（つまり多くの人が毎日、無意識に摂取する余計な五〇〇カロリーによる血糖の混乱がなくなる）、楽に精神的な能力が高まる。日中に感じる不機嫌、ぼんやり感、だるさ、疲れには別れを告げ、まったく新しい自分に変化するのだ。

これからの一カ月とそれ以降の月日の唯一の違いは、これからの一カ月にはとくに炭水化物を最低限にするよう目指すことである。

炭水化物の摂取量を四週間、一日三〇〜四〇グラムまで減らすことが不可欠なのだ。その後は炭水化物の摂取量を一日六〇グラムまで増やしてよい。

ただし最初の四週間ののち、食事にもっと炭水化物を加えられるといっても、パスタやパンをまた食べ始めていいということではない。加えられるのは、天然の果実、グルテンのない穀物、マメ科植物など、312ページに「適度に」飲食できるとして列挙したものだけである。

摂取する量は、どうすればわかるのか。著者のウェブサイト（http://www.DrPerlmutter.com）の食物の項目をご覧いただくとよい。ここに一食当たりの炭水化物のグラム数の一覧表がある。この本のメニューのアイデアやレシピと併せて用いれば、低炭水化物食がどのようなものか、すぐにわかるだろう。

食物繊維の摂取についてはどうなのだろうか。「食物繊維の豊富な」小麦製品やパンをすっかりやめると、大事な食物繊維が激減してしまわないかと心配する人は多い。だがそれは違う。小麦の炭水化物の代わりに、ナッツや野菜の炭水化物を摂取すると、食物繊維の摂取量は増えるのだ。それまで不足しがちだった必須ビタミンや栄養素も十分に得られるようになる。

プログラムの実行中、食事日記をつけると役に立つだろう。好みのレシピや、まだ問題になると思われる食品について記しておく（たとえば、ゴマを食べるたびに胃もたれや頭痛といった症状が出るなど）。

中にはこの食事療法で使われている食品に過敏な人もいる。たとえば、グルテン不耐性の人の約五〇パーセントは、乳製品にも過敏である。意外なことに、研究者の発見では、コーヒーもグルテンと交差反応する傾向がある。

この食事療法を始めてから、どこかに異常を感じたら、サイレックスのアレイ4の検査を追加で受けたほうがいいかもしれない。この検査はグルテンと交差反応する食品の個人別の特定に役立つ。次のものとの反応を特定する（訳注：サイレックスの検査は日本では普及していないので、アンブロシア社の検査を利用するとよい。34ページ参照）。

アマランサス　雑穀　スペルト小麦

ソバ　　　　オート麦　　　タピオカ
チョコレート　キヌア　　　テフ
コーヒー　　米　　　　ホエー
乳製品　　ゴマ　　　　イースト
卵　　　　モロコシ
麻　　　　大豆

食事療法の手順を把握することに集中できるよう、プログラムの最初の三週間は外食しないことを勧める。

こうすれば、実際に外食しても、食べてはいけないものをうっかり注文してしまうことがなくなる。最初の三週間で炭水化物への欲求も取り除かれるので、炭水化物だらけのメニューを見ても、それほど誘惑を感じなくなるからだ。

第一週は新しい食習慣を身につけることに集中する。

本書の七日間の食事計画のサンプルもある。指針にさえ従っていれば、自分でアレンジしてもいい。

食事の種類別（たとえば朝食、昼食か夕食、サラダ）の簡単なリストを作成したので、自分で自由に選んでほしい。ただし、それぞれの食事に、体にいい脂肪とタンパク質源は含まれているようにしよう。

野菜はほとんど好きなだけ食べられるが、コーン、ジャガイモ、ニンジン、パースニップは308ページからのガイドラインに従って制限すること。

第一週の計画を実行すれば、それからの自分の食事づくりはやさしくなるだろう。

第2週：「運動」に集中

運動不足の自覚があるなら、一日二〇分以上の有酸素運動を実行するようにする。

この週に、心拍数が安静時の基準から五〇パーセント以上上がる日課を身につける。一生続ける新しい習慣をつくるのが目的であって、三日坊主ではいけないということを忘れないでほしい。しかし、運動は苦手だからと、挑戦を避けるのはもっとよくない。

運動の効果を最大限に引き出すために、一日一回、汗をかき、肺と心臓の働きを高めることを目標にしよう。

覚えておいてほしい。運動すると心臓の血管や体重管理のためにいいだけでなく、研究では定期的に運動する人は、スポーツ競技で競う人も、週に何回か散歩するだけの人でさえも、脳の萎縮《いしゅく》を防げることが明らかになっているのだ。脳疾患のおもな危険因子である肥満や糖尿病になる可能性も防いでくれる。

座りがちな生活を送っている人は、毎日二〇分の散歩に出かけるだけでもいい。そしてその日課に慣れてきたら、だんだん時間を長くしていこう。足を速めたり、坂道を上ったりして、運動の強度を増すこともできる。あるいは両手それぞれに二キログラムの重りを持って、歩きながら持ち上げるのもいいトレーニングになる。

すでに運動を行なっている人は、運動を一日三〇分以上、週五日以上に増やせるかどうか試してみる。

この週に、何か別のことをやってみるのもいいだろう。運動教室に参加したり、使っていない古い自転車のほこりを払って引っ張り出したりするのだ。自宅でビデオを見ながら気兼ねなく運動することもできる。どれを選んでもかまわない。

運動には全体として複数の有酸素運動と筋力トレーニング、ストレッチ運動を含むのが理想である。

だが、ゼロからのスタートなら、有酸素運動から始め、徐々に筋力トレーニングとストレッチ運動を追加していく。

筋力トレーニングは昔ながらのトレーニング用具や重りを使ってすることもできるし、ヨガやピラティスのような教室で、自身の体重を使って運動することもできる。こうした教室ではさまざまなストレッチ運動もよく行なっているし、また、ストレッチ運動の多くは自分ひとりで、テレビを見ながらでもできる。

定期的な運動に慣れたら、さまざまな運動の日課を毎日のスケジュールに組むといい。たとえば、月曜、水曜、金曜は一時間の室内自転車競技の教室に参加し、火曜と木曜はヨガ教室に通う。そして土曜は友人たちとハイキングへ行くか、プールで何往復か泳ぎ、日曜は休むなどする。

一日中どうしてもきちんと運動するまとまった時間が取れない場合は、もっとささやかなエクササイズを取り込むやり方を考えてみればいい。

あらゆる調査が、一〇分間の運動を三回することで、三〇分間の運動を一回するのと同等の健康効果が得られることを示している。したがって、時間の足りない日は、日課を小さく分割すればいい。運動をほかの作業と結びつけるやり方も考えよう。

たとえば、職場の同僚との会議を外で歩きながら行なうとか、夜テレビを見ながら床でストレッチ運動をするといったふうにである。可能なら、座ってすごす時間を極力短くしていく。そして、エレベーターより階段を使い、車は建物の入口から離れたところに駐める。こうして一日中、細かく動けば動くほど、脳は得をするのだ。

第3週：「睡眠」に集中

新しい食事と運動の習慣を続けながら、さらに三週目は睡眠に重点を置いていく。すでにいろいろな手順を踏んできたので、睡眠も改善されてきているはずである。もし一晩の睡眠時間が六時間に満たないなら、まずその時間の長さを少なくとも七時間に延ばすといい。体内のホルモンの変動を正常で健康的なレベルにしたいなら、これが最低限必要な長さである。最高の安眠を確保するために、どんなことに気をつければよいのだろうか。夜ぐっすり眠れるコツをいくつか、次に列挙する。

①規則正しく眠る習慣をつける

週七日、一年三六五日、ほぼ同じ時刻に床に就《つ》き、起床する。就寝の日課を一定に保とう。この習慣には、寝る前のくつろぎ時間、歯みがき、温かい風呂、ハーブティーなど、体をほぐし、寝る時間だと信号を送るのに必要なことは何でも含まれる。規則正しく床に就くことを小さい子供たちには言いきかせても、自分自身のことでは案外おろそかになりがちだ。これらの習慣はてきめんに、脳を睡眠へと誘ってくれる。

②睡眠を妨げるものは排除する

該当しそうなものは、薬から、カフェイン、アルコール、ニコチンまで、いくらでもある。カフェインもニコチンも刺激物である。まだ喫煙している人は、禁煙策をとるべきである。カフェインに関しては、午後二時以降は摂らないようにする。こうすることで体にカフェインを処理する時間を与え、睡眠に影響が出ないようにするのだ。

ふだん服用している薬に睡眠への影響が潜在的にないか、かかりつけの医師や薬剤師に聞いてみよう。市販の多くの薬品にも睡眠を妨げる成分が入っている場合がある。たとえば、よく売れている頭痛薬にもカフェインを含むものがある。

アルコールは摂取した直後は鎮静作用があるが、体内で処理される間、睡眠を妨げることもある。アルコールの分解に使われる酵素の一つに刺激作用があるのだ。アルコールはまたアドレナリンを放出させ、セロトニンの生成を阻害する。セロトニンは睡眠を引き起こす重要な脳内化学物質であるだけに、注意しておきたい。

③適切な時間に夕食をとる

満腹やすきっ腹でベッドに入りたい人はいない。ちょうどいい時間を選び、夕食と就寝時刻の間が三時間くらい空くようにする。就寝前の食べ物に消化の悪いものがないかということにも注意する。これについては人それぞれだろう。

④不規則に食べない

規則正しいスケジュールで食事する。こうすることで食欲ホルモンが抑制される。食事があまりに遅れると、ホルモンの調子が悪くなり、神経系を始動させる。これがあとで睡眠に影響することがある。

⑤夜食をとってみる

夜間の低血糖値は不眠症の原因になる。血糖が減りすぎると、脳を刺激して食べるようながすホルモンの放出を引き起こす。この真夜中のダメージを避けるため、夜食をとってみよう。

夜食には自然に睡眠を促進するアミノ酸トリプトファンの豊富な食べ物を選ぶ。トリプトファンの多い食べ物には、七面鳥、カッテージ・チーズ、チキン、卵、ナッツ（とくにアーモンド）などがある。ただし分量には気をつける。ひとにぎりのナッツがちょうどいいだろう。言うまでもないが、寝る直前に卵三つのオムレツと七面鳥をむさぼり食うのは論外だ。

⑥刺激物に気をつける

レギュラー・コーヒーで目がさえることは知られているが、今日《こんにち》ではカフェインの入った製品はいたるところにある。また、着色料や香味料などの一部の食品添加物や精製炭水化物は、刺激物と同じように作用することがあるので、これらも避ける。

⑦環境を整える

当然だろうが、脳や目を刺激する電子機器を寝室に置いておくのはよくない。それなのにこのもっとも基本的なルールを守れない人がいかに多いことか。寝室を静かで平穏な聖域にし、人を起こす設備（たとえばテレビ、コンピュータ、電話など）は置かないようにする。明るい光や雑音も避ける。寝心地のいいベッドや高級なシーツを買う。薄暗い照明にしておく。寝る雰囲気を盛り上げるのだ（性行為も眠りの準備になるかもしれないが、それはまた別の話である）。

⑧睡眠薬は慎重に用いる

たまに睡眠薬を用いても死にはしない。だが、常習的に用いると問題になりうる。目標は特別な助けなしに、日常的にぐっすり眠れるようになることである。

この場合、耳栓やアイマスクを指しているのではない。これらはどちらも睡眠を助けるものだ。

しかし、ここで話題にしているのは、眠気を誘発する市販薬や処方薬である。例として、「p.m.」と呼ばれる処方はジフェンヒドラミンやドキシラミンのような鎮静性抗ヒスタミン剤を含む。習慣性はないとされている薬でも、精神的依存を引き起こす場合がある。睡眠は自然に整えるほうがいい。

◉バスルームの洗面道具や化粧品に関する注意

睡眠への集中に加えて、第三週はバスルーム用品を点検する。

グルテンは多くの商品に含まれやすく、これらの製品を肌に直接使うと、知らない間にグルテンが体内に入り込む可能性がある。

それゆえ、ふだん使っている美容用品や化粧品には要注意だ。これにはシャンプーやコンディショナーなどのヘアケア製品も含まれる。グルテンの入っていない製品を提供するブランドを新たに探し出す必要があるかもしれない。

SOPHYTOPRO（ウェブサイト http://www.sophytopro.com）はそうした一社であり、肌だけでなく体や脳も刺激する恐れのある成分を含まないスキンケア製品を専門にあつかっている。

第4週：「全部」まとめて

もうこの新しいスタイルに慣れ、三週間前より気分もずっとよくなっているに違いない。食べ物の選択もできてくるだろう。睡眠も改善され、定期的な運動の日課も身についたはずだ。まだ本調子でないと感じても、あわてることはない。誰にでもたいてい一つくらいは弱点がある。毎晩一〇時までに寝るのが苦手な人もいるかもしれない。運動する時間を見つけるのが大変な人もいるだろう。職場の休憩室にあるいつものジャンクフードが、なかなかやめられない人もいるかもしれない。

この週に、新しい日課のリズムをつかんでしまうことだ。なかなか改善できなくて苦労している分野を特定し、直すためにできることを考える。次のヒントを参考にしてほしい。

・各週の計画を前もって立てる

週末に数分間かけて翌週の計画を立て、予定や約束を考慮に入れておくと役に立つ。忙しくて運動の時間を取るのがいつもより難しそうな日を予測して、どの時間に運動を組み込めるかどうか検討する。

毎晩の睡眠時間帯は別に確保して、就寝時刻を必ず一定に保つようにする。

その週の食事の大部分、とくに昼食と夕食を綿密に計画する。朝食は日課になりやすいが、仕事中にあわただしく決める昼食はおろそかになることがある。

空腹で帰宅した場合の夕食も同様である。帰宅が遅くなって料理する余力がなくなりそうだとわかっている日に留意しておく。緊急時の対策もきちんと立てておこう（次章に外食の際や、まともな食事ができるまでの時間を乗り切るための対処法について、たくさんのアイデアを載せている）。

・買い物リストを用意する

食料品を毎日買いにいくとしても、週に一度しか行かなくても、「食べていいものとダメなもの」のリストを持っているほうがいい。そのほうが効率的に買い物ができて、衝動買いもしなくなるだろう。

市場で何を買って料理して食べるのがいいかと考え出す際にも、だいぶ決めやすくなる。大方の品は食料品店の入口近くの棚から買おうとすればいい。なぜなら、そこが一番自然に近い食品を置いていることが多いからだ。逆に中央の通路は避ける。加工品や包装品であふれているからだ。

そして空腹なときに買い物をしてはいけない。そういうときに買い物をすると、糖分や塩分の多い有害な食品につい引き寄せられてしまう。

・「譲れないもの」をいくつか持つ

木曜の午後に近所の農産物直売所にどうしても行きたいなら、カレンダーに記入して、「譲れないこと」とする。街にオープンした新しいヨガのスタジオに行ってみることを夢見ているなら、一定の時間を確保して実現させる。

こうした譲れない目標を定めると、なまけたいときやほかの仕事に邪魔されたときの言い訳をなくすことができる。弱点を補強する方法としても優れている。週の予定を決める際は、優先順位をはっきりさせ、やりとおすこと！

・科学技術を利用する

現代人は毎日、科学技術を使って生活をより便利にしている。だったら、インターネット・リソースやハイテク・アプリケーションを利用して、目標を立て、自覚を失わずにいるのに役立てない手はない。

たとえば自分が、一日に何歩歩いたか、昨夜どれだけよく眠れたか、どのくらいの速さで食べたかまで、追跡できるアプリもある。一日の動作を追跡する加速度計のような道具もある。ウェブサイト（http://www.DrPerlmutter.com）のアイデアも参照してほしい。そこには本書の情報を最大限、活用できるアプリケーションのリストも載っている。

たとえば、一般食品の成分の情報を提供するページや、自分の行動を記録するようリマインドしてくれる健康関連のサービスへのリンクなどである。例をあげると、グーグル・カレンダーは総合的な自己管理アプリケーションとして活用できる。自分の役に立つと思えるなら利用してみよう。

・柔軟に、でも一貫して

一時的にプログラムから脱落しても、自分を責めてはいけない。私たちはみな人間である。調子の悪い日もある。ジムでの運動をさぼって友人たちと飲みに出かけたり、ありとあらゆる炭水化物が出てくるレストランへ行ってしまったりしたことには触れるまい。

またはせっかくの休暇での少しばかりの無節制は仕方ないかもしれない。気づいて元の軌道に戻りさえすれば大丈夫だ。ちょっとしたつまずきを永遠の脱線にしてはならない。

そのためには、日常のパターンに必ず一貫性を持たせたい。一貫性とは厳格ということではない。ここでの一貫性とは、極端なことやイヤなことを無理にしているとは感じずに、自分の体にいい方法で食事や運動をすることだ。

自分らしい「一貫性」を見つけてほしい。自分にとってベストなものとそうでないものを見極めるのだ。そして本書の指針に基づいて自分の生活に適応させ、それをコツコツと続けてみればいい。

・何か動機を見つける

動機を持つことが力になる場合もある。動機は何でもいい。何カ月か先の一〇キロメートルのマラソン大会で走る予定でも、子供とハイキングする計画でもいい。健康の問題に取り組む決意をする人には、「もっと元気になりたい」「長生きしたい」「減量したい」「親と同じ死因を避けたい」といった特別な理由がよく見られる。自分が取り組んでいることの全体像がよく見えるようにしておこう。そうすれば、健康的なライフスタイルを続ける助けになるだけでなく、たまにさぼったときにも元の軌道に戻すことが楽になる。何より「前進すること」が大切なのだから。

毎日のスケジュールはみな違うだろうが、一定の型はある。次に一日の時間割を示したサンプルを載せておく。

起床、犬の散歩：　午前六時三〇分
朝食：　午前七時
間食：　午前一〇時
お昼の弁当：　午後〇時三〇分
昼食後の二〇分間の散歩：　午後一時
間食：　午後四時
ジム：　午後五時四五分
夕食：　午後七時
犬の散歩：　午後七時三〇分
就寝：　午後一〇時三〇分

第10章

外食、間食……もここまでできる

「どう食べるか」より「何を食べるか」

この本の食事の例を見れば、この食事療法の選択の幅がいかに広いかわかるだろう。野菜、魚、牛肉、豚肉、鶏肉、ナッツ、卵、サラダが豊富に並んでいる。だが、より簡単に、たとえば、魚か肉を選んで手早く調理し、つけ合わせの野菜や野菜サラダとともに昼食か夕食にする。固ゆでにした卵を朝食用に取っておき、ひと握りのナッツを間食にあてるなどでもOKだ。

デザートのアイデアもいくつかある。そう、デザートだって食べていいのだ。

また、前述したとおり、この本の目標の一つは、従来のカロリー計算や、タンパク質や脂肪(特に飽和脂肪)のグラム数の計算から読者を解放することであり、伝えたいのは、「何を食べるか」ということであって、「どう食べるか」(すなわち、これやあれをどれだけの量)ということではない。

本書の指針や手順に従っていれば、脂肪と炭水化物とタンパク質の摂取については、おのずと解決されるだろう。食べすぎず、食事が足りないとも感じず、体にも脳にも栄養が最大限、いきわたるに違いない。

★ウェブサイトをチェック

ウェブサイト（http://www.DrPerlmutter.com）には、著者推奨のブランドを載せている。食事からグルテンや小麦、ほとんどの糖分を断っても、代わりの食品はたくさんある。自分が空腹の程度や食欲、一人前の分量やカロリー摂取をコントロールできることにも驚くに違いない。味《み》蕾《らい》も復活し、食品の目《め》利《き》きになれるだろう。


この一〇年で、市販されている食品の種類は大きく変わった。

たとえば都会に住んでいるなら、どんな種類の食材も、いまでは有機食品もふんだんに手に入る。インターネットで取り寄せもできる。できれば仕入れたばかりのものや、旬の農産物を選ぶようにしたい。現在では、おいしくて珍しい肉や魚も広く手に入る。可能なときはいつでも有機食品や自然食品を選ぶことを忘れてはいけない。

★何を飲むか

浄化した水をずっと飲むのが理想である。

毎日、体重の三二分の一の浄化した水を飲む。つまり、もし体重が約六八キロなら、少なくとも一日約二・五リットル、コップに約一二杯の水を飲む。

お茶やコーヒーにしてもいい（コーヒーを飲んでも問題がなければ）。ただし、くり返しになるが、遅い時間のカフェインには気をつけること。

アーモンドミルクも健康にいい。夕食時にグラス一杯のワインを飲みたければ飲んでもよい。ワインはできれば赤がいい。

★果実は何がいいか

天然の果実を選ぶ。最初の四週間は、果実は間食かデザート用に取っておくようにするといいだろう。無糖の生クリームをつけて、またはココナッツミルクにひとつまみの天然のステビアか無糖のココアパウダーを入れたものと一緒に味わってみてもいい。

★オリーブオイルのルール

オリーブオイルは好きなように使っていい（有機栽培のエキストラ・バージン・オリーブオイルを選ぼう）。多くの場合、オリーブオイルの代わりにココナッツオイルを料理で使えることを念頭に置いておきたい。たとえば、フライパンで魚を焼くときや、野菜を炒めるときに、オリーブオイルではなくココナッツオイルを用いる。あるいはココナッツオイルでスクランブル・エッグをつくって朝食にする。こうすれば、サプリメントの項で勧めたように、日常的にココナッツオイルを摂取しやすくなる。

★外食は何がいいか

仕事をしている人はとくに、週に数回は外食せざるを得ないだろう。毎回の食事や軽食をすべて計画して準備するのは、現実には不可能だ。そこでほかのメニューで切り抜けることを目指すといい。

これまでの行きつけのレストランで本書のルールに従って注文できるだろうか。それが難しければ、要求に応じてくれる別のレストランをいくつか新たに探してみよう。

自分の決めるべきことをよく心得てさえいれば、どんなメニューも、それほど苦労せずに、健康にいいものに変えていける。

たとえば、焼き魚と温野菜なら無難だ（ジャガイモや揚げ物、パンは控え、つけ合わせのサラダをオリーブオイルとビネカーで食べる）。いろいろな食材が含まれる手の込んだ料理には気をつける。疑わしいときは、食材について店員に尋ねればいい。

原則として、外食は最小限にする。よくない成分をすべて除くことは不可能だからだ。週の大半は自分で用意したものを食べるよう努める。

次の項目にさまざまな軽食や外でも食べやすい食品の例が載せてある。持ち歩きできて保存が利くものも多い。

本書が把握できたら、かつて使っていたレシピを見直して、この本のガイドラインに合うように変えられるかどうか確認してみよう。キッチンでほんの少し試しただけで、グルテンや炎症性の成分に満ちたジャンクな料理が、同じようにおいしいのに脳にやさしい食事に替えられることに驚くだろう。

たとえば、普通の小麦粉の代わりにココナッツの粉や、アーモンド・パウダーやアマニなどのナッツの粉を試し、砂糖の代わりにステビアや天然の果実でレシピの料理を甘くしてみる。また、加工した植物油で調理するより、純粋なバターやエキストラ・バージン・オリーブオイルを用いる。

仕事中のドーナツ一箱とか、友人のバースデー・ケーキとか、誘惑に直面したときはその悪影響が何らかの形で返ってくる姿を思い描こう。もし断れないのなら、そうした結果を受け入れる覚悟をすることだ。

★外出先でも食べやすい食品

忙しくてキッチンに立つ時間が取れないこともある。そういうときのために用意しておくといいものがある。

前もって調理した食べ物、ローストチキンや照り焼きチキン、焼き鮭、グリルしたサーロインステーキやローストビーフの細切りなどを冷蔵庫に入れて準備しておけば助かる。容器にサラダ用野菜やきざんだ生野菜を詰めておき、食事のときにタンパク質とそれに合うドレッシングを添える。いまでは多くのスーパーマーケットで惣菜を提供しており、原材料名の一覧もついているので、何を買えばいいかもすぐわかる。

そして、忙しくなる翌週の数食分を週末にまとめてつくっておくのもいい。ただし食品は密閉式容器に入れ、冷たいまま、あるいは電子レンジで温め直して食べること。

私は旅行にアボカドやベニザケの缶詰を持っていく。

缶詰は携帯できる栄養源として優れている。どういう缶詰製品を買うか、気をつけていさえすればいい。たとえば、缶詰のトマトは生鮮食品の素晴らしい代替手段になりうる。ただし、塩分や糖分のような添加物には注意が必要だ。魚の缶詰を選ぶ際は、可能ならばポール・フィッシングや流し釣りで捕らえた魚の缶詰にしたい。また、水銀を多く含んでいそうな大型魚は避ける。

★軽食に何を食べるか

本書のガイドラインに沿っていれば、十分に満腹になるので（見事な血糖コントロールはいうまでもなく）、食間にはそれほど食べ物が欲しくなくなっているだろう。それでも間食したいときにはいつでもできるのが、この食事療法のうれしいところだ。次にいくつか例を載せる。

・ひとにぎりの生のナッツ

ピーナッツは除く（ピーナッツはマメ科植物であり、ナッツではない）。またはナッツとオリーブのミックスにする。

・ブラック・チョコレート

カカオ七〇パーセント以上を数粒。

・きざんだ生野菜

ピーマン、ブロッコリー、キュウリ、サヤインゲン、ラディッシュなどにフムス、ワカモレ、ヤギ乳チーズ、タプナード、木の実バターをつけたもの。

・クラッカー

チーズと、小麦が入っていない低炭水化物のもの。

・七面鳥の丸焼きかローストチキンの冷肉の薄切りのマスタードがけ

・アボカド半分のオリーブオイルと塩、コショウがけ

・固ゆで卵二個

・カプレーゼ・サラダ

トマトの薄切りひと切れに、生のモッツァレラチーズの薄切りをのせ、オリーブオイル、バジルと塩、コショウをかける。

・殻を取った冷製小エビのレモンとディル添え

・天然の低糖の果実

グレープフルーツ、オレンジ、リンゴ、ベリー類、メロン、西洋ナシ、チェリー、ブドウ、キウイ、プラム、モモ、ネクタリンなどをひと切れまたはひと盛り。

「1週間のメニュー」の見本

最後に食事療法の一週間の例を載せておこう。

食品をフライパンで焼くときには、純粋なバター、有機栽培のエキストラ・バージン・オリーブオイル、ココナッツオイルを使っていいが、加工した油は避ける。

月曜日

・朝食：卵二つのスクランブル・エッグに三〇グラムほどのチェダーチーズを添え、野菜（タマネギ、キノコ、ホウレンソウ、ブロッコリーなど）の強火炒めも。
・昼食：チキンのマスタード・ビネガーソースがけと、つけ合わせに葉物野菜のバルサミコ酢とオリーブオイルがけ。
・夕食：放牧で育った牛のサーロインステーキ八五グラムほど、有機の鶏のローストチキン、または天然の魚と、つけ合わせにバターとニンニクでソテーした青菜や野菜。
・デザート：ベリー類半カップに無糖の生クリームをかけて。

火曜日

・朝食：アボカド半分にオリーブオイルをたらし、ポーチド・エッグ二つにサルサをかけて。

・昼食：レモン・チキンと、ハーブ・サラダのバルサミコ酢ビネグレットソースがけ。

・夕食：サーモンのソテー、マッシュルーム添えと、野菜のロースト。

・デザート：チョコレート・トリュフ。

水曜日

・朝食：グリュイエール・チーズとヤギ乳チーズ入りオムレツ。

・昼食：レモン・ルッコラのパルメザン・チーズがけと、グリルしたチキンの角切り八五グラムほど。

・夕食：魚のグリルとワイルドライス二分の一カップに、温野菜。

・デザート：リンゴ丸ごと一個を切り分けて、ステビアとシナモンをふりかける。

木曜日

・朝食：スモークサーモン三〜四切れとヤギ乳チーズ三〇グラムほどに、即席サクサク「シリアル」（ナッツ、ココナッツフレーク、ベリー類、アーモンドミルク）ひと盛り。

・昼食：ズッキーニとヨーグルトの冷製スープ一カップ半と鶏胸肉のグリルをマリネしたもの。
・夕食：バルサミコ酢をかけたステーキとサヤインゲンのガーリック・ドレッシングがけ。
・デザート：ブラック・チョコレート二〜三粒。

金曜日

・朝食：ココナッツオイルのオムレツ。
・昼食：ローストしたクルミと青野菜のサラダと、サーモンのグリル八五グラムほど。
・夕食：ギリシャ風レモン・ラムに、つけ合わせのサヤインゲンとブロッコリー。
・デザート：チョコレート・ココナッツ・ムース。

土曜日

・朝食：オート麦抜きの「オートミール」。
・昼食：キハダマグロのカルパッチョ、赤タマネギ、パセリ、ピンクペッパー添え。
・夕食：牛ヒレ肉ステーキの芽キャベツ添え。
・デザート：天然のイチゴ四分の三カップを、溶かした三粒のブラック・チョコレートをつけて。

日曜日

・朝食：メキシコ風目玉焼き、サルサ添え。
・昼食：ニース風サラダ。
・夕食：イワシのグリル、トマト、ルッコラ、ペコリーノチーズ添え。
・デザート：ブラック・チョコレート二粒に茶さじ一杯のアーモンド・バターをかけて。

いつでも再スタートができる

人生における多くの物事がそうであるように、新たな習慣を見つけ出して身につけることは、一朝一夕にはいかない。たとえ食事や運動の仕方を変化させ、食品の買い方や調理法、料理の注文の仕方を変えても、昔の習慣が表に出てくる瞬間がある。

多くの人が、有名な「八〇／二〇の原理」を食事療法に適用してきた。

これは、八〇パーセントの時間は健康的に正しく食べ、残りの二〇パーセントをぜいたくのために取っておくというものだ。だが、これとは逆の生き方をしている人もいる。たまのぜいたくはすぐに日常的な習慣になり、山盛りのアイスクリームを週に何度も食べたりしてしまう。

自分の体を大切にしないことの言い訳はいつでもできるだろう。出席すべきパーティーや結婚式もある。仕事のストレスがたまり、エネルギーや時間、精神力を奪うので、食や運動、睡眠に関して正しい選択ができなくなる。これが人生だ。だから多少の妥協を受け入れるのはかまわない。

けれども、今日からみなさんは「九〇／一〇のルール」が守れるかどうか、試してみてほしい。つまり、九〇パーセントの時間は健康的に食べ、残りの一〇パーセントは放っておく。

そしてあまりにもルールを守れていないと感じたら、いつでも再スタートするのだ。

それには「一日の断食」をしてから、一日三〇～四〇グラムまでの炭水化物制限をまた同じように四週間行なえばいい。それがより健康な生き方への道になる。そしてこのルールは自身と自身の脳の将来を支えてくれる。

人生は終わりなき選択の連続だ。

こちらか、あちらか？　いまか、あとか？　赤いセーターか、緑のセーターか？　サンドイッチか、サラダか？

この本の主眼は、最高に充実した生活を送るためによりよい決断ができる力をつけることである。

私は、健康でいることが、そして、脳が衰えずに元気でいられることがどれほど素晴らしいことかを開業医として毎日見ている。また、突然の病や慢性の病気が、本人の業績や周囲の愛情とは無関係に人々にもたらすものも見ている。

健康なしでは、ほかのどんなことも、どうでもよくなってしまう。そして健康なときにはほとんど何だって可能なのだ。

エピローグ――「認知力」を一生保ち続けるために

一八世紀、一人のドイツ人医師がウィーンに学び、いわゆる催眠術による治療法を発展させた。

この治療法は、その医師の名、フランツ・アントン・メスメルにちなみ、「メスメリズム」と呼ばれた。メスメル博士は磁気を用いて神経系の病を治せると主張した。

ほどなくメスメル博士は話題になって悪評も受けた。医学界や科学界はメスメルを恐れ、彼はウィーンを追われた。

その後、メスメルは新たに弟子を集め、パリで活動を続けた。その催眠治療は人目につかないところで行なわれ、それゆえに神秘性や悪い噂が立った。

ベンジャミン・フランクリンらが名を連ねる政府委員会に追及され、メスメルはパリからロンドンへ、さらにオーストリア、イタリア、スイスへと移って、最終的に故国ドイツへ帰国し、生地に近い村に戻って没した。

現在ではメスメルは実際に心因性の病を治療もし、一方で、人びとのだまされやすさにつけ込んで大いに利益を得ていたとされている。このメスメルの理論と実践はバカげて見えるが、実のところ、今日《こんにち》の多くの事例に似ている。現代人も、騒々しく宣伝される製品や治療、健康をうたった表示の犠牲になっていると考えられないだろうか。

私たちが現在浴びている健康に関するメッセージには、よいことも悪いことも、混乱するほど矛盾しているものもある。そしてこうしたメッセージによって、文字どおり催眠術をかけられているとさえいえるのではないか。

かしこく教養もあり用心深い消費者でさえ、踊らされてしまう。真実と物語を区別するのは難しい。健康によいものと害になるものとの区別をつけるのも、ましてや、その情報が「専門家」によってもたらされている場合は困難である。

いわゆる専門家から与えられた助言であっても、多くのことが必ずしも正しいわけではなく、事実や主張の一八〇度の転換など、ざらである。

卵は有害で、マーガリンは魅力的だと思われていた。だが、いまでは卵が世界でもっとも栄養豊富な食品に数えられ、マーガリンは命取りのトランス脂肪酸を含むことがわかっている。

二〇世紀半ばの医師たちは、タバコの宣伝のためにポーズを取り、その後、子供にとって粉ミルクのほうが母乳よりはるかにいいと言い出した。そして、現在では想像しにくいが、食事は病気に何の影響もおよぼさないと考えられていたのは、それほど昔のことではない。いまではそうではないことは周知の事実だ。

どのスーパーマーケットに足を踏み入れても、これやあれを食べるべきだ、という何十もの理由を提示されるが、そうした主張の多くが、間違った事実や裏づけのままである。これはとくに「健康にいい」とラベルにうたわれている全粒や低脂肪、コレステロールゼロの食品に当てはまる。

こうした商品が長寿への切符だと言うだけでなく、食品メーカーはこれらの食品をがんや心臓病や糖尿病、肥満のリスクを下げてくれると主張してはばからない。だが真相はわかっている。

私たちは医学的にめざましく進歩している時代に生きている。ほんの数十年前には寿命を縮めていた多くの病気に対し、診断、治療、回復に役立つ技術をついに手にした。しかしまた、慢性疾患で亡くなる人の数が、感染症（エイズ、結核、マラリアなど）や出産、栄養失調で命を落とす人の合計数の二倍になっている時代でもある[1]。

医療費は膨大になっている。

将来の世代を救うものは何だろう。生命や健康のためには薬にも頼れない。多くの場合、既述したように、薬では理想の状態から遠ざかることはあっても、近づくことはないのだ。私たちはまず一人ひとりが日々の習慣をほんの少し変えなければならないのだ。そうすれば現在と将来の健康において、得るものは大きい。

心臓の鼓動こそが生きていることだと考える人もいるが、本当の主役は脳である。脳がなければ、心臓は動かない。喜びや苦痛を感じ、愛し、学び、決断する人生。生きるに値する生き方をしていこう。

脳の機能に影響するような健康上の問題に直面するまで、私たちは精神的な能力を当然のものととらえがちである。心はいつでもどこにでもついてくると思い込んでいる。

だがもし、そうならなかったら？

そして、もし本書のやり方を実践するだけで、精神的な能力や知力を現実に保証できるとしたら？

私たちはみな、自由に発言する権利やプライバシー権、投票権を持っている。これらは生きることの基本でもある。だが、認知力低下や精神疾患なしの長寿という権利もあるはずだ。この本によってこの権利を享受できる。ぜひそうしていただきたい。

謝辞

本を執筆した経験のある人ならご存じのように、一冊の本を仕上げるには創造力豊かで、頭脳明晰で、根気強い人たちが力を合わせなくてはならない。そして、さあ終わりだと思った矢先に、同じように才気あふれる人たちがまた大勢登場し、仕事をやり遂げる手助けをしてくれる。こうしてようやく、読者のみなさんが一ページ目を開くにいたるのだ。

できることなら、これまでに私の思索のあと押しをし、人生やキャリア全般にわたって支えてくれた、すべての人たちの名前を紹介したい。しかしそれには何百人もの名前をあげなくてはならず、多くのページを割くことになるため、ごく限られた人たちをあげるに留めるつもりだ。人間の脳や体の謎を解き明かすことに力を貸してくれた科学者、そして私の仲間たちに負うところは大きい。そして、私の患者さんたちにもお礼を言いたい。患者のみなさんは日々、私に学びを与え、ほかでは得られない洞察を示してくれた。本書は私のものであるのと同時に、患者のみなさんのものでもあるのだ。

友人であり、リテラリー・エージェントでもある、ボニー・ソローにお礼を申し上げたい。あなたが本書のメッセージの重要性を認めてくれたからこそ、すべての道が拓《ひら》けるきっかけを得られた。でも何よりも、この企画のおかげで私たちに友情が生まれたことに感謝している。進んでリーダーシップを発揮し、細かい点に気を配ってくれてありがとう。あなたは果たすべき以上の役割を担ってくれた。本書が多くの人たちの手元に届くように守り、導き、力を貸してくれたのだ。

クリスティン・ロバーグへ。本書の内容は私の研究と専門家としての経験を述べるものではあるが、あなたのプロとしての卓越したスキルを借りて、いよいよ私たちのメッセージが伝えられるのだ。

リトル・ブラウン・ブックグループの不屈のチームへ。あなたたちは、初めて会合を持って以来、本書を支持してくれた。とくに、編集を担当してくれたトレーシー・ベハールに感謝する。あなたは本書のメッセージを明確で簡潔で実用的なものにする無類の才能をお持ちだ。その素晴らしい編集能力を発揮し続けてくれたおかげで、本書は極めてすぐれたものとなった。マイケル・ピーチ、レーガン・アーサー、テレサ・ジャイアコパシ、ニコル・デューイ、ヘザー・フェイン、ミリアム・パーカーにも感謝する。とても献身的で専門性の高い人たちと仕事をするのは楽しかった。

経験豊かな技術チーム、デジタル・ネイティブズへ。本書に欠かせない手引として私のウェブサイトを、役に立つものにする役割を担ってくれたことにお礼を言いたい。

私たちのクリニック、パールマター・ヘルス・センターのすべてのチームへ。あなたたちの貢献に感謝する。

私の妻、レイズへ。入念にレシピを準備するために時間をかけ、献身的に尽くしてくれてありがとう。私の人生にあなたがいることに、言い尽くせないほど感謝している。そして、管理栄養士、ディー・ハリスにも感謝する。栄養に関する洞察に満ちた情報をありがとう。

そして最後に、私の子供、オースティンとレイシャにも礼を言いたい。今回の執筆に取り組んでいるあいだ、二人は私を励まし、そして支えてくれた。

〈訳者あとがき〉

「脳のために何を食べればいいか」――その最適なガイドラインがわかる

白澤卓二

デイビッド・パールマター博士のレクチャーを聞いたとき、私は非常に大きな衝撃を受けました。

神経・精神の専門家である博士に初めて会ったのは、二〇一三年にアメリカ・カリフォルニアで開催された機能性医学会（ＩＦＭ）のことです。

そこでの発表で博士が投げかけた問題提起とは、**「いまの医療や薬が認知症をつくっている」**――というショッキングな内容でした。

本書には、まさにその内容が書かれています。

簡単に言うと、コレステロールは脳にとって非常に重要であり、そのコレステロールを「スタチン」という薬によって下げているために認知症が起こっている。つまり、製薬会社が認知症をつくっており、医者もそれに加担しているのだ、と専門家たちの前で堂々と言い切ったのです。

これは、相当な勇気が必要な発言です。コレステロールが悪者だというのは心臓病学会のメインストリーム、柱になっており、医療政策や製薬会社の収益など、いま、その前提ですべてのことが動いています。

それの正反対のことを彼は提示したのです。

体にとってコレステロールはいいものであり、とくに脳にとって必要な存在であること。その必要なものを減らそうとしたから、いまこれだけ認知症が増えたのだ、という一歩進んだロジックなのです。

彼は、これを決して感情的なレベルで語っているのではなく、その主張を支えるエビデンス（論拠）がしっかりと提示されてあります。それは私自身も研究者から聞いたことやすでに出版されている本、インターネット上でも公開されている論文などですが、一方でそれに反する圧倒的な数の論文がインターネット上などにまき散らされているので埋もれてしまっています。彼はそれを探し出し、つなぎ合わせて、ついに「ジグソーパズル」を完成させたのです。

あなたの脳内でも恐い「炎症」が起きている

パールマター博士の考え方が優れているところは、私たちの脳が進化してきた歴史の軸の上に立っている、という部分でしょうか。

人類の脳が進化していく過程において必要だったのは、炭水化物ではなく、ほぼ一〇〇パーセントが脂肪だというのです。

そもそも体は脂肪を燃やさなければ動けません。人類が生き残る上で必須だった「走ること」も必要なカロリーからいって糖質では絶対に無理です。ところが、現代人は座ってパソコンをしている程度しか動かず、おまけにコレステロールをはじめとする脂肪を悪者あつかいし、糖質中心の食生活パターンになってしまっています。パールマター博士は、そこに大きな問題の原因がある、と小麦について言及しています。

私は前に、『小麦は食べるな!』(日本文芸社)を翻訳しましたが、本書はさらに、**脳から見たときの小麦をはじめとする穀物の危険性**を言っているのです。

博士は神経科の医師として、頭痛、不眠症、チックから認知症までさまざまな脳の病気を診ていますが、これら脳の疾患の根底には、炭水化物によって脳が静かに燃えていることがある、と指摘しています。つまり、**脳の中に炎症が起きている、ということを本書は最初から最後まで一貫して強調している**のです。

「炎症」と聞いても、そうたいした問題ではないと思われるかもしれません。しかし、それが体の外からは見えない脳の中で起こる恐ろしさは、本文で展開されている博士の論をご覧いただければ、誰もが納得するでしょう。

脳内に起こるわずかな炎症でも、ずっと持続的に何十年も続いていると、脳はいったいどうなってしまうのでしょうか。その炎症の原因、燃料となる穀物を私たちは毎日食べ、それも一日何回も食べているのです。炎症は消えるどころか、その火が消えないように、食事のたびに、燃えやすい燃料をくべ続けているのですから。

◯脳にとって「圧倒的に足りていない食べ物」とは

本書でパールマター博士は一貫して、**炭水化物をやめて「いい油」とコレステロールを摂れ**とくり返しています。昨今話題になっているココナッツオイルやオメガ3脂肪酸のこともくわしく書かれています。

ビタミンDに関する記述も注目すべきでしょう。これが脳にとって非常に重要であるにもかかわらず、現代人の半分は足りていないという指摘です。

ビタミンDはビタミンではなく、体の中でつくられるステロイドホルモンであり、そもそもビタミンというカテゴリーに入れることは間違っているとまで言っています。

そして、この不足を補うための具体的なアドバイスが展開されています。たとえば、いくつかのサプリメントを最後に出していますが、その中にビタミンDとオメガ3脂肪酸がちゃんと入っています。現代の日常生活の中では、この二つは十分に摂ることが難しいので、サプリメントで補えばいいという現実に即したアドバイスも役に立つでしょう。

○「炭水化物」ばかり食べて育ち、生きてきた人たちへ

本書の最後には、**脳の機能を高めるための四週間プログラム**が紹介されています。

私が一番びっくりしたのは、第一週目は食事についての指示がありますが、第二週目は「動け」と書いてあること。そして、第三週目は「睡眠を取れ」と言うのです。

こういう発想は素晴らしい。私たちはなかなかここまで徹底できません。

博士は**脳の側から見て、食事も運動も睡眠も、どれが欠けてもダメ**だと言っているのです。それぞれしっかりと重きを置いてプログラムに入れています。このあたりも実際に患者さんを診ている医者としての知見ならではでしょう。

本書は私が言っている「一〇〇歳までボケない」という認知症予防の戦略として、とくに五十代の男性に勧めたい。なぜなら、五十代の男性は「炭水化物世代」そのものといえるからです。私自身もそうでしたが、学校給食で出されたコッペパンから始まって、パンを暴力的に浴

びて育ち、生きてきました。歴史の流れの中で、強制的にそれ以外の選択肢はなかったのです。それによって**脳がダメになり始めていたとしても、いまから脳の健康を取り戻そう、という本**なのです。

五十代は、仕事においても管理職として人を率いたり、経営の重責を担う人も多いでしょう。四十代なら、まだ体力で勝負できる面があるかもしれませんが、五十代ともなればまさしく脳が勝負です。それなのに大事な脳のパフォーマンスを下げるような食事や日常生活をしていないか。そんな邪魔をしていたものに早く気づいて脳の効率を上げることが必要です。

そして、もう一つは将来の認知症予防のための行動を開始する時期だということです。**脳の働きをよくし、認知症も防ぐというこの二つの課題を同時にこなさなければならない**五十代になっても、相変わらず炭水化物中心の食生活を続けていたら取り返しがつきません。

かつての受験勉強の最中でも、社会人になっても、忙しい毎日の中で、パンと牛乳で食事をすませるような、脳にとって言わば暴力的な食べ方をしていたことが、結果として脳の炎症を引き起こしています。

そういう時代の中で育ち、生きてきたからこそ、いまわかった食事や生活の問題解決法を活かしてください。そうすれば、**本来の一生健全な脳＝「スーパーブレイン」に生き返ることができる**のです。

■図版出典

92ページ
The Lancet Neurology, volume 9, Issue 3, M. Hadjivassiliou, MD, et al., Gluten sensitivity: from gut to brain, pages 318-330, March 2010 より、Elsevier社の許可を得て転載。

137ページ
Centers for Disease Control and Prevention;
cdc.gov/diabetes/statistics/prev/national/figpersons.htm より。

149ページ
出典：“Statin use and risk of diabetes mellitus in post-menopausal women in the Women' s Health Initiative.” A. L. Culver, et al., Archives of Internal Medicine 2012; 172(2): 144-52.

185ページ
出典：“Risk factors for progression of brain atrophy in aging, Six-year follow-up of normal subjects.” C. Enzinger, et al., Neurology 64: 1704-11; May 24, 2005.

206ページ
“America's State of Mind,” a report by Express Scripts, 2011. 許可を得て転載。

271ページ
出典：“Total daily physical activity and the risk of AD and cognitive decline in older adults.” A. S. Buchman, P. A. Boyle, L. Yu, et al. Neurology 2012; 78; 1323.

275ページ
出典：“Exercise training increases size of hippocampus and improves memory.” Erikson, K. I., et al. Proceedings of the National Academy of Sciences U.S.A. 2011 February 15; 108(7): 3017-22.

本書中の(1)(2)(3)などの脚注は、
三笠書房ホームページ内で閲覧・ダウンロードしていただけます。
http://www.mikasashobo.co.jp

「いつものパン」があなたを殺《ころ》す

著　者――デイビッド・パールマター／クリスティン・ロバーグ
訳　者――白澤卓二（しらさわ・たくじ）
発行者――押鐘太陽
発行所――株式会社三笠書房
〒102-0072 東京都千代田区飯田橋3-3-1
電話：(03)5226-5734（営業部）
：(03)5226-5731（編集部）
http://www.mikasashobo.co.jp
印　刷――誠宏印刷
製　本――若林製本工場

編集責任者　長澤義文
ISBN978-4-8379-5755-3 C0030